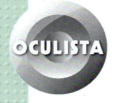

編集企画にあたって…

「複視」と聞くとワクワクするよりも苦手だなと思っている先生方が多いと聞きます．複視を訴える患者に遭遇することは日常臨床では多くはありませんが，患者本人にとっては日常視が損なわれ，場合によっては思わぬ事故(交通事故，転倒など)につながり得る見逃せない症状の1つです．

今回の企画の「複視を診たらどうするか」は，日常診療で複視を訴える患者が来院した際にどのように対応すればよいのかを念頭に，実際の臨床の場面で役に立つためにという発想から生まれました．まず，最も大切な「複視の診察法」について植木先生にまとめていただきました．そのなかで問診の重要性を指摘されていることに注目してください．慣れてくると複視についても問診だけで疾患が想定され，検査によりその仮説の正しさが自分で実証できると複視を理解できたという実感が湧きます．次に問診で聞きだした複視のタイプが，水平性なのか，上下あるいは斜めなのかに分けて考えるとよいと思います．「水平性の複視」を後関先生に，「垂直と斜めの複視」を木村先生にお願いしました．また，年齢によって複視の原因は異なり，「小児の複視」を彦谷先生に，「高齢者の複視」を大平先生に執筆していただきました．小児の複視は比較的稀ですが，ときに重大疾患が隠れていることがあります．高齢者の複視は，実は稀ではなく，対応に苦心することがあり，あえて年齢での括りで執筆していただきました．また，複視を訴える患者のなかには，めまいや視力低下を合併していることがしばしばあり，「めまいを伴う眼球運動障害」について神経内科医で神経眼科学に造詣の深い津田先生に，「視力低下と複視」について多数例を経験されている山上先生にお願いしました．さらに頭部外傷後に複視を訴えることもしばしば経験するところであり，他科からの診療依頼に応えるためにも重要な項目で，統計的吟味をされている畑先生にお書きいただきました．最後に複視の治療について，たとえ自分自身が手を下さない場合でもどのような治療手段があるのかを知っておくことは患者の利益につながります．保存的治療を相馬先生，手術的治療を根岸先生にお願いしました．

まずは本企画の全章を通読していただき，複視を訴える患者を診た時にもう一度，該当するページに当たっていただければ，より効果的に複視患者への対応ができるようになり，少しでも苦手意識の軽減につながればと願っています．

2017 年 7 月

加島陽二

KEY WORDS INDEX

和 文

あ, か

Wernicke 脳症 • 35
延髄外側梗塞 • 35
回旋斜視 • 14
外転神経麻痺 • 5, 51, 64
滑車神経麻痺 • 14, 51, 64
加齢関連開散不全型内斜視 • 28
眼運動神経麻痺 • 51
眼窩壁骨折 • 51
眼球運動障害 • 21, 42
眼筋麻痺 • 28
間欠性外斜視 • 21
眼垂れ下がり症候群 • 28
急性内斜視 • 21
筋無力症 • 14
甲状腺眼症 • 14
拘束性眼球運動障害 • 28
固定内斜視 • 5

さ

遮閉膜 • 56
斜偏位 • 35
手術治療 • 64
小角度上下斜視 • 28
上下斜視 • 14
視力低下 • 42
スポットパッチ • 56
先天性上斜筋麻痺 • 21
側方注視麻痺 • 5
側方突進現象 • 35

た, な

第 1 偏位と第 2 偏位 • 1
動眼神経麻痺 • 5, 51, 64
内側縦束症候群 • 5

は

Fisher 症候群 • 35

複視 • 14, 21, 28, 42, 56
部分遮閉 • 56
プリズム • 56
Hess チャート • 1
Hering の法則 • 1

ま

麻痺性斜視 • 64

ら

両眼複視と単眼複視 • 1
両眼むき運動と単眼ひき運動 • 1

欧 文

A, B

abducens nerve palsy • 5, 51
abducens palsy • 64
acute acquired comitant
    esotropia • 21
age-related divergence
    insufficiency esotropia • 28
Bangerter occlusion foils • 56
binocular diplopia and
    monocular diplopia • 1
body lateropulsion • 35

C, D, F

congenital superior oblique
    palsy • 21
cyclodeviation • 14
diplopia • 14, 21, 28, 42, 56
disorder of ocular
    movement • 21
Fisher syndrome • 35

H, I, L

heavy eye syndrome • 5
Hering's law • 1
Hess chart • 1
intermittent exotropia • 21

lateral gaze palsy • 5
lateral medullary infarction • 35

M, O

medial longitudinal fasciculus
    syndrome • 5
myasthenia graves • 14
ocular motor nerve palsy • 51
oculomotor disturbance • 42
oculomotor nerve palsy • 5, 51
oculomotor palsy • 64
ophthalmoplegia • 28
orbital wall fracture • 51

P, R

paralytic strabismus • 64
primary deviation and
    secondary deviation • 1
prism • 56
restrictive
    ophthalmoplegia • 28

S

sagging eye syndrome • 5, 28
segmental occlusion • 56
skew deviation • 35
small-angle hypertropia • 28
spot patch • 56
strabismus surgery • 64

T

thyroid ophthalmopathy • 14
trochlear nerve palsy • 14, 51, 64

V, W

version and duction • 1
vertical deviation • 14
visual disturbance • 42
Wernicke encephalopathy • 35

WRITERS FILE
(50音順)

植木　智志
(うえき さとし)

1999年	新潟大学卒業
2005年	同大学大学院修了
2011年	同大学脳研究所統合脳機能研究センター，助教 同大学医歯学総合病院神経眼科外来・斜視弱視外来，担当医

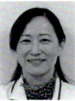

木村亜紀子
(きむら あきこ)

1994年	兵庫医科大学卒業
1997年	同大学病院眼科，医員
2003年	同大学眼科，助手
2008年	同，講師
2013年	同，准教授

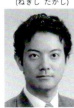

根岸　貴志
(ねぎし たかし)

2001年	信州大学卒業 順天堂大学眼科
2005年	埼玉県立小児医療センター眼科
2008年	浜松医科大学眼科
2011年	Indiana 大学（米），Great Ormond Street Hospital（英），Singapore National Eye Centre（シンガポール），臨床留学 順天堂大学眼科，助教
2014年	同，准教授

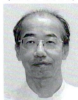

大平　明彦
(おおひら あきひこ)

1976年	東京大学卒業 同大学眼科入局
1984年	同愛記念病院眼科，医長
1986年	東京大学，講師
1988～90年	文部省，長期在外研究員 米国 The Johns Hopkins 病院留学
1995年	東京厚生年金病院（現 JCHO 東京新宿メディカルセンター）眼科，部長
1999年	菊池眼科病院（現 若葉眼科病院），院長
2003～17年	東京女子医科大学眼科，客員教授

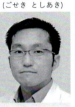

後関　利明
(ごせき としあき)

2001年	北里大学卒業 同大学眼科入局
2007年	同大学医療系研究科大学院修了
2012年	同大学眼科，診療講師
2013年	同大学メディカルセンター眼科，科長
2014年	同，講師
2015年	米国 Jules Stein Eye Institute, UCLA
2017年	北里大学病院眼科，外来主任

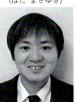

畑　匡侑
(はた まさゆき)

2007年	京都大学卒業 神戸市立医療センター中央市民病院，初期研修医
2009年	同，眼科専攻医
2012年	京都大学大学院医学研究科眼科学
2014年	同大学医学部附属病院臨床研究総合センター，助教

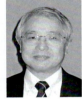

加島　陽二
(かしま ようじ)

1982年	日本大学卒業
1986年	同大学大学院修了
1993～95年	米国南カリフォルニア大学 Doheny Eye Institute 留学
1995年	日本大学眼科，講師
2007年	同，准教授

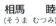
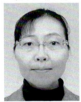

相馬　睦
(そうま むつみ)

1988年	大妻女子大学卒業
1992年	国立小児病院附属視能訓練学院卒業 獨協医科大学越谷病院眼科入局
2012年	国立障害者リハビリテーション学院視覚障害学科卒業 獨協医科大学越谷病院眼科ロービジョン外来
2017年	同，主任視能訓練士

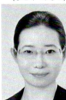

彦谷　明子
(ひこや あきこ)

2001年	浜松医科大学卒業 同大学眼科入局
2003年	掛川市立総合病院
2009年	浜松医科大学大学院博士課程修了 同大学，助手
2010年	米国インディアナ大学留学
2011年	浜松医科大学，講師

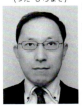

津田　浩昌
(つだ ひろまさ)

1997年	金沢大学卒業
2005年	日本大学大学院修了
2013年	東京都保健医療公社豊島病院神経内科，医長
2016年	日本大学医学部，臨床准教授（非常勤）
2017年	昭和大学医学部，兼任講師（非常勤）

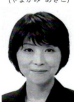

山上　明子
(やまがみ あきこ)

1993年	山形大学卒業 横浜市立大学医学部附属病院，研修医
1995年	帝京大学医学部眼科
1997年	東京都老人医療センター
2001年	東京逓信病院眼科
2011年	井上眼科病院

前付 3

複視を診たらどうするか

編集企画／日本大学准教授　加島陽二

複視の診察法……………………………………………………植木　智志　　*1*

複視の診察ではまず問診で単眼複視でないかどうかを確認することが重要である．麻痺性斜視による複視の検査には Hess チャートが有用である．

水平性の複視……………………………………………………後関　利明　　*5*

水平性の複視を呈する疾患の中には，動脈瘤や脳梗塞などの頭蓋内疾患，重症筋無力症や甲状腺関連疾患などの全身疾患が潜んでいるため，原因鑑別には注意を要す．

垂直と斜めの複視………………………………………………木村亜紀子　　*14*

外観上目立たないため診断が難しい上下・回旋斜視の特徴と診断のコツについて述べた．治療成績は良好であり，積極的な治療が望まれる．

小児の複視………………………………………………………彦谷　明子　　*21*

小児において訴えがなくても複視を疑う所見について述べ，日常診療で診察する機会の多い複視を伴う共同性斜視と注意すべき非共同性斜視の代表的疾患について解説した．

高齢者の複視……………………………………………………大平　明彦　　*28*

高齢者の複視の原因は，麻痺性疾患と斜視である．前者に眼球運動関連の末梢・中枢神経障害，重症筋無力症，甲状腺眼症が，後者に開散不全型内斜視や小角度上下斜視がある．

Monthly Book
OCULISTA

編集主幹／村上 晶　高橋 浩

CONTENTS

No.53 / 2017. 8 ◆目次

めまいを伴う眼球運動障害･･････････････････････津田　浩昌　*35*

　めまいを伴う眼球運動障害が片側性であれば中脳／橋病変，両側性では Fisher 症候群/Wernicke 脳症を疑う．延髄外側／小脳病変には，斜偏位が起こりうる．

視力低下と複視･･････････････････････････････････山上　明子　*42*

　視力低下と複視をきたす疾患としては，眼窩内〜眼窩先端部付近の病変や眼窩外で眼球運動にかかわる脳神経と視神経のいずれも障害する病変を鑑別に精査する．

頭部外傷と複視･･････････････････････････････････畑　　匡侑　*51*

　頭部外傷後に生じる両眼性複視の原因として，眼窩壁骨折が最も多いが，眼運動神経麻痺も鑑別が必要であり，ひっぱり試験や瞳孔検査に加え，頭部画像検査が鑑別上重要である．

複視の治療 (1) 保存的治療･････････････････････相馬　　睦ほか　*56*

　複視の保存的治療として，プリズム処方を中心とした光学的治療が知られるが，周辺あるいは中心に部分遮閉を併用することで治療の適応範囲がさらにひろがる．

複視の治療 (2) 手術療法･･･････････････････････根岸　貴志　*64*

　・Hess 赤緑試験を行い，共同性斜視・非共同性斜視を区別する．
　・術眼，術筋，術式，過去の手術歴などを総合的に考慮する．
　・麻痺の根治は不可能．両眼単一視野の拡大を第一目的とする．

- Key words index･････････････････････ 前付 *2*
- Writers File ････････････････････････ 前付 *3*
- FAX 専用注文書 ･･････････････････････ *71*
- バックナンバー 一覧 ････････････････ *73*
- MB OCULISTA 次号予告 ･･･････････ *74*

「OCULISTA」とはイタリア語で眼科医を意味します．

前付 *5*

好評書籍

超アトラス 眼瞼手術
―眼科・形成外科の考えるポイント―

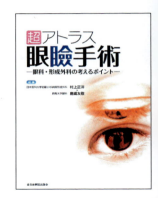

編集　日本医科大学武蔵小杉病院形成外科　村上正洋
　　　群馬大学眼科　鹿嶋友敬

B5判／オールカラー／258頁／定価　本体9,800円＋税
2014年10月発行

形成外科と眼科のコラボレーションを目指す，意欲的なアトラスが登場！眼瞼手術の基本・準備から，部位別・疾患別の術式までを盛り込んだ充実の内容．計786枚の図を用いたビジュアルな解説で，実際の手技がイメージしやすく，眼形成の初学者にも熟練者にも，必ず役立つ1冊です．

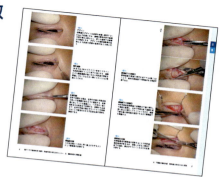

目次

I　手術前の[基本][準備]編―すべては患者満足のために―
　A　まずは知っておくべき「眼」の基本
　　　―眼科医の視点から―
　B　おさえておきたい眼瞼手術の基本・準備のポイント
　　　―形成外科医の視点から―
　C　高齢者の眼瞼手術における整容的ポイント
　　　―患者満足度を上げるために―
　D　眼瞼手術に必要な解剖
　E　眼瞼形成外科手術に必要な神経生理

II　眼瞼手術の[実践]編
　A　上眼瞼の睫毛内反
　　　上眼瞼の睫毛内反とは
　　　埋没縫合法
　　　切開法（Hotz変法）
　B　下眼瞼の睫毛内反
　　　下眼瞼の睫毛内反とは
　　　若年者における埋没法
　　　若年者におけるHotz変法
　　　退行性睫毛内反に対するHotz変法（anterior lamellar repositioning）
　　　Lid margin split法
　　　牽引筋腱膜の切離を加えたHotz変法
　　　内眥形成
　C　下眼瞼内反
　　　下眼瞼内反とは
　　　牽引筋腱膜縫着術（Jones変法）
　　　眼輪筋短縮術（Wheeler-Hisatomi法）
　　　Lower eyelid retractors' advancement（LER advancement）
　　　牽引筋腱膜縫着術と眼輪筋短縮術を併用した下眼瞼内反手術

　D　睫毛乱生・睫毛重生
　　　睫毛乱生・睫毛重生とは
　　　電気分解法
　　　毛根除去法
　　　Anterior lamellar resection（眼瞼前葉切除）
　E　上眼瞼下垂
　　　上眼瞼下垂とは
　　　Aponeurosisを利用した眼瞼下垂手術
　　　Muller tuck法（原法）
　　　CO_2レーザーを使用した眼瞼下垂手術（extended Muller tuck 宮田法）
　　　Aponeurosisとミュラー筋（挙筋腱膜群）を利用した眼瞼下垂手術
　　　眼窩隔膜を利用した眼瞼下垂手術（松尾法）
　　　若年者に対する人工素材による吊り上げ術
　　　退行性変化に対する筋膜による吊り上げ術
　　　Aponeurosisの前転とミュラー筋タッキングを併用した眼瞼下垂手術
　F　皮膚弛緩
　　　上眼瞼皮膚弛緩とは
　　　重瞼部切除（眼科的立場から）
　　　重瞼部切除（形成外科的立場から）
　　　眉毛下皮膚切除術
　G　眼瞼外反
　　　下眼瞼外反とは
　　　Lateral tarsal strip
　　　Kuhnt-Szymanowski Smith変法
　　　Lazy T & Transcanthal Canthopexy
コラム
　　　眼科医と形成外科医のキャッチボール

全日本病院出版会
〒113-0033　東京都文京区本郷3-16-4　Tel：03-5689-5989
http://www.zenniti.com　Fax：03-5689-8030
お求めはお近くの書店または弊社ホームページまで！

特集／複視を診たらどうするか

複視の診察法

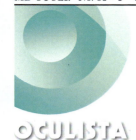

植木智志*

Key Words : 両眼複視と単眼複視 (binocular diplopia and monocular diplopia), 両眼むき運動と単眼ひき運動 (version and duction), Hess チャート (Hess chart), Hering の法則 (Hering's law), 第 1 偏位と第 2 偏位 (primary deviation and secondary deviation)

Abstract : 複視の診察ではまず問診で単眼複視でないかどうかを確認することが重要である．単眼複視はピンホールを通して見ると消失する．両眼複視であれば眼位ずれがみられる．正面視での眼位ずれを他覚的に評価する方法には，カバーテスト，カバー・アンカバーテスト，交代プリズムカバーテストなどがあり，自覚的に評価する方法にはマドックス杆による検査などがある．麻痺性斜視(≒非共同性斜視)では眼位により斜視角に変化がみられる．眼位による斜視角の変化を簡便に評価する方法として 9 方向眼位の評価があり，定量的に評価する方法として大型弱視鏡，Hess チャートがある．Hess チャートの結果の理解には，Hering の法則や第 1 偏位および第 2 偏位について知っておく必要がある．

はじめに

本稿では「複視の診察法」と題して，問診での重要事項，眼位検査について述べる．特に Hess チャートの原理を含めた見方について述べる．

問診の重要事項

外来診療で複視を訴える患者に出会った際に，問診で最も重要な事項は，単眼複視であるか両眼複視であるかを問うことである．詳細に問診を行うことで患者の複視が単眼複視であると判明する症例は多い．筆者の経験では単眼複視の原因は白内障であることが多い（厳密には白内障による単眼複視は単眼視における 2 重視や 3 重視である）．単眼複視はピンホールを通して見ると消失するため，ピンホールを用いることで単眼複視をより的確に診断することができる[1]．

眼位検査

単眼複視でなく両眼複視ならば，両眼の視線のずれ，すなわち眼位ずれがある．

正面視での眼位ずれを他覚的に評価する方法に，カバーテスト，カバー・アンカバーテスト，交代プリズムカバーテストなどがある．これらのうち定性的な評価方法がカバーテスト，カバー・アンカバーテストであり，定量的な評価方法が交代プリズムカバーテストである．左眼外斜視を例にとると，視標を固視させ右眼を遮蔽した際に左眼が外側から正中に移動する動きがみられる．カバーテスト直前に顕性の左眼外斜視があったことになる（図 1-a）．次に外斜位を例にとると，視標を固視させ右眼を遮蔽した際に動きがみられず，同様に左眼を遮蔽した際も動きがみられない．再度右眼を遮蔽し除去した際に，右眼が外側から正中に移動する動きがみられる．遮蔽している間のみ（融像を除去している間のみ）眼位ずれがあるこ

---

* Satoshi UEKI, 〒951-8510 新潟市中央区旭町通 1-757 新潟大学脳研究所統合脳機能研究センター

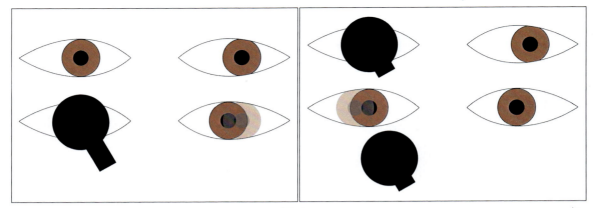

図 1.
a：左眼外斜視症例のカバーテストの結果．視標を固視させ右眼を遮蔽した際に左眼が外側から正中に移動する動きがみられる．
b：外斜位症例のカバー・アンカバーテストの結果．右眼を遮蔽し除去した際に，右眼が外側から正中に移動する動きがみられる，すなわち，遮蔽している間のみ眼位ずれがある(カバーテストでは右眼にも左眼にも動きはみられない)．

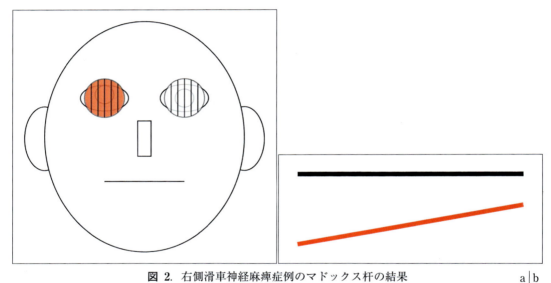

図 2. 右側滑車神経麻痺症例のマドックス杆の結果
患眼である右眼に上斜視がみられている(a)．患眼である右眼の眼前に赤のレンズを置き，健眼である左眼の眼前には白のレンズを置いてあるため，右眼には赤色，左眼には無色の光線が見える．右眼上斜視および右眼外旋により赤色の光線は下方に見え，右肩上がりに見える(b)．

とになり外斜位の診断になる(図 1-b)．両眼とも固視可能である症例が評価の対象となる．

また，正面視での眼位ずれを自覚的に評価する方法にはマドックス杆による検査がある．マドックス杆による検査では回旋複視を評価することが可能である．右側滑車神経麻痺症例のマドックス杆の結果を図 2 に示す．患眼である右眼の眼前に赤のレンズを置き，健眼である左眼の眼前には白のレンズを置く(図 2-a)．斜位のない正常被検者ではこのようにレンズを置いた場合は右眼には赤色の平行な光線が，左眼には無色の平行な光線が見え，2 つの光線は重なって見えるが，右側滑車神経麻痺症例では右眼上斜視により赤色の光線は下方に見え，また赤色の光線は右肩上がりに見え，右眼外旋があることがわかる(図 2-b)．

眼位により斜視角に変化がなければ共同性斜視，眼位により斜視角に変化があれば非共同性斜視(≒麻痺性斜視)である．麻痺性斜視は成人にみ

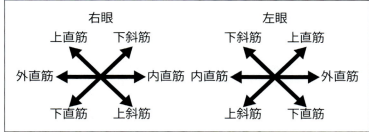

図 3.
a：外上転は上直筋の主な作用方向，内上転は下斜筋の主な作用方向，外下転は下直筋の主な作用方向，内下転は上斜筋の主な作用方向である．
b：内ひきは瞳孔内縁が上下涙点を結ぶ線に達する．外ひきは角膜輪部外縁が外眼角に達する．上ひきは角膜輪部下縁が内・外眼角を結ぶ線よりも上にある．下ひきは角膜輪部上縁が内・外眼角を結ぶ線よりも下にある．

られることが多く，自覚的複視を伴うことが多い．共同性斜視は小児期に発症することが多く立体視を含む両眼視機能に影響することが多いため，自覚的複視は後天内斜視や間欠性外斜視の眼位コントロールや斜視角の増悪に伴いみられることがある．

眼位により斜視角に変化がみられるかを評価する簡便な方法は 9 方向眼位の評価である．9 方向眼位の評価では両眼むき運動のみならず単眼ひき運動の評価も重要である．なぜならば，例えば右側外転神経麻痺症例で，右眼固視の状態で左方視させると，両眼むき運動の評価のみでは健側の左眼にみかけ上は外転制限があるように見えるためである．第 1 眼位は正面視，第 2 眼位は右方視，左方視，上方視，下方視であり，第 3 眼位は右上方視，左上方視，右下方視，左下方視である．複視の診察では第 3 眼位も評価するのが良い．図 3-a に示すように第 3 眼位の評価により，直筋と斜筋を区別して評価することができる．ひき運動の限界については，瞼裂の程度にもよるのであくまで目安であるが，内ひきは瞳孔内縁が上下涙点を結ぶ線に達し，外ひきは角膜輪部外縁が外眼角に達し，上ひきは角膜輪部下縁が内・外眼角を結ぶ線よりも上にあり，下ひきは角膜輪部上縁が内・外眼角を結ぶ線よりも下にある（図 3-b）[2]．

大型弱視鏡（シノプトフォア）は，9 方向眼位の自覚的斜視角および他覚的斜視角を測定すること

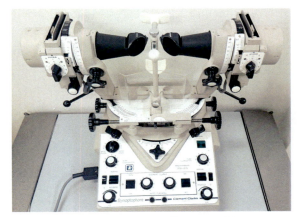

図 4．クレメントクラーク社のシノプトフォア（大型弱視鏡）

ができるが，検者に熟練が要求される（図 4）．回旋偏位を測定できるため，特に両側性滑車神経麻痺の診断に有用である（両側性滑車神経麻痺では垂直性斜視は相殺されるが回旋偏位は増強されるため[3]）．大型弱視鏡の接眼部には凸レンズが組み込まれており，視標は光学的に無限遠に位置するようになっている[4]が，器械近視や近接性輻湊の影響は除外できない．

Hess チャートは麻痺性斜視の診断に重要な検査である．Hess チャートは麻痺性斜視の罹患筋の同定を目的とする．網膜対応異常がない症例が評価の対象となる．片側の麻痺性斜視では，Hering の法則に則り患側の結果は健側に比べて小さくなり，非対称のパターンとなる．最も小さい部

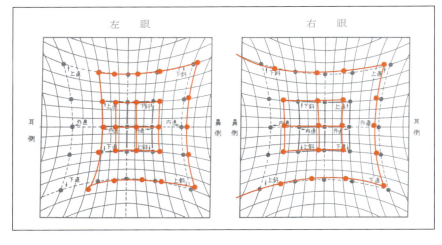

図 5.
左側外転神経麻痺症例の Hess チャートの結果
右眼の結果に比べて左眼の結果は耳側において小さい．外直筋の作用方向において最も小さくなっている．

分は眼位ずれが最大となっている部分で，罹患筋の作用方向に相当する．共同性斜視では眼位により眼位ずれは変わらないため，対称のパターンとなる．左側外転神経麻痺症例の Hess チャートの結果を図 5 に示す．左眼の結果は右眼に比べて小さくなっており，外直筋の作用方向で最も大きい眼位ずれがみられている．固視眼とする眼には赤色フィルタを前置し，非固視眼とする眼には緑色フィルタを前置する．赤色フィルタを前置すると赤色の視標は見えるが緑色の視標は見えず，緑色フィルタではその逆となる．被検者の眼前 1.4 m 前方（はんだや社製の場合）のグリッドパターンのスクリーンに赤色の視標を点灯し，被検者には赤色の指標と合致するように緑色の視標を投影する器械を動かしてもらう．検者は記録用紙に結果を記入していくが，固視眼が右眼なら右眼の，左眼なら左眼の記入欄に記入する．グリッドパターンの 1 つのマスは視覚 5° に相当する．

Hering の法則：両眼むき運動を行うときに同時に働く外眼筋を，ともむき筋というが，ともむき筋はそれぞれの支配神経から等量の神経活動を受ける．すなわち，両眼むき運動では左右眼は同じ角度だけ動くように計画される．麻痺性斜視の症例では，患眼が罹患筋の作用方向に動くときに神経活動が多く送られる．Hering の法則に則り，健眼にも患眼と等量の神経活動が送られるため，

患眼が固視の場合，健眼が固視の場合に比べて眼位ずれが大きくなる．健眼固視による眼位ずれを第 1 偏位，患眼固視による眼位ずれを第 2 偏位という．

罹患筋が両側にある症例（両側性上斜筋麻痺や甲状腺眼症など）では，Hess チャートの結果の評価は難しい．しかし，甲状腺眼症などで眼球運動制限の進行を評価するには有用である．

おわりに

本稿では眼位検査について詳細に述べた．疾患については本特集の他稿で詳細に述べられており，本稿を参照しながらそれぞれを精読してもらうと良いと考える．

文　献

1) von Noorden GK, Campos EC：Examination of the patient Ⅲ. Binocular vision and ocular motility, 6th ed, Mosby, St. Louis, pp. 211-245, 2002.
2) 古瀬　尚：9 方向眼位．眼科検査法ハンドブック第 4 版（小口芳久，澤　充，大月　洋，湯澤美都子編），医学書院，pp. 96-99, 2005.
3) 三村　治：滑車神経麻痺．神経眼科学を学ぶ人のために，医学書院，pp. 157-161, 2014.
4) 岡　真由美：大型弱視鏡検査．眼科検査法ハンドブック第 4 版（小口芳久，澤　充，大月　洋，湯澤美都子編），医学書院，pp. 107-113, 2005.

特集/複視を診たらどうするか

水平性の複視

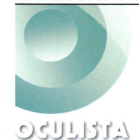

後関利明*

Key Words : 動眼神経麻痺(oculomotor nerve palsy), 外転神経麻痺(abducens nerve palsy), 側方注視麻痺(lateral gaze palsy), 内側縦束症候群(medial longitudinal fasciculus syndrome), sagging eye syndrome, 固定内斜視(heavy eye syndrome)

Abstract : 複視の原因は核・核下性眼球運動障害,核上性眼球運動障害,神経筋接合部障害,筋原性および機械的眼球運動制限の4つに分類することができる.本稿では,水平性複視に限局し,原因別に解説を行った.また,治療に関しては別稿に委ね本稿では割愛をさせていただいた.核・核下性眼球運動障害は動眼神経麻痺,外転神経麻痺について,核上性眼球運動障害は側方注視麻痺(水平注視麻痺),内側縦束(MLF)症候群(核間麻痺),one-and-a-half症候群,開散麻痺,輻湊痙攣について,神経筋接合部障害では眼筋型重症筋無力症について,筋原性および機械的眼球運動制限は甲状腺眼症,sagging eye syndrome,固定内斜視,眼窩窮屈病,強度近視性斜視について解説をした.

核・核下性眼球運動障害

1. 動眼神経麻痺

a) 症状

動眼神経の中枢は中脳にあり,上直筋,下直筋,内直筋,下斜筋,上眼瞼挙筋の運動支配をしている.さらに内眼筋である瞳孔括約筋の支配をしているため,麻痺が起こるとこれらの運動麻痺を呈する.症状は,上転障害,下転障害,内転障害,眼瞼下垂,瞳孔散瞳をきたす(図1).対光反射は直接・間接反射ともに消失し,近見反応も消失する.すべての症状を満たさない不完全型も多く存在する.正面視で外下斜視を呈し交差性複視を訴える.眼瞼下垂が著しいと複視の訴えはなくなる.動眼神経内で瞳孔線維が内上方に存在するため(図2),上方からの圧迫性病変は患側の瞳孔が散大することが多い.一方,虚血性変化は散瞳しないことが多い.

動眼神経核の障害(核性動眼神経麻痺)では患側の動眼神経麻痺と健側の上転障害,眼瞼下垂を呈する.このことは上直筋が対側核から,上眼瞼挙筋は両側から神経支配を受けていることに起因する.

b) 原因

2008年のAkagiらの報告[1]では,動眼神経麻痺63例の原因は血管性(糖尿病,脂質異常などの神経栄養血管の虚血)が35%,動脈瘤が16%,頭部外傷が10%,そのほか腫瘍性,先天性と続く.さらに動脈瘤は全例50歳以上で,その多くに瞳孔不同を伴っていたと報告している.動脈瘤は内頸動脈-交通動脈分岐部および海綿状脈洞内が好発部位であり,散瞳を伴う場合,さらに頭痛を伴う場合はくも膜下出血の危険があるので注意を要する.くも膜下出血の死亡率は27%であり[2],動脈瘤による動眼神経麻痺は眼科医が最も見逃してはならない疾患である.出血の前の警告頭痛を10〜

---

* Toshiaki GOSEKI, 〒252-0375 相模原市南区北里1-15-1 北里大学病院眼科

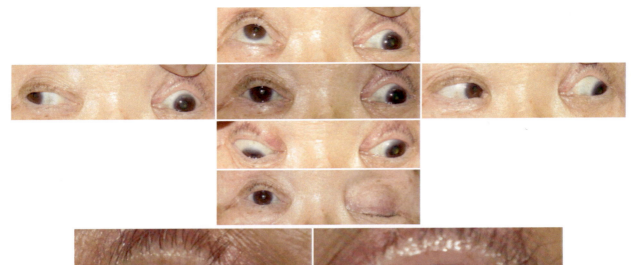

図 1. 左眼)完全動眼神経麻痺
a:左眼)眼瞼下垂,眼球運動障害,瞳孔散瞳
b:左眼)瞳孔散瞳

$\frac{a}{b}$

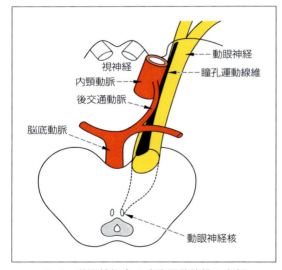

図 2. 動眼神経内の瞳孔運動線維の走行

43％の症例で認め,瞬時にピークに達する激痛を認める雷鳴頭痛が特徴である[2]. 血管性は回復率が 89％と高く,外傷性は 53％と低いことを三村は報告[3]している.

2. 外転神経麻痺

a) 症　状

外転神経の中枢は橋に存在し,外直筋を支配している. 外転神経麻痺では,患側への外転障害をきたし麻痺性内斜視を呈する(図 3). 麻痺の程度が強いと複視の軽減のために患側への顔回しの異常頭位をとる.

外転神経核は解剖学的に顔面神経膝に位置するため,核の障害だと顔面神経麻痺を合併することが多い.

b) 原　因

2008 年の Akagi らの報告[1]では,外転神経麻痺 117 例の原因は血管性(糖尿病,脂質異常などの神経栄養血管の虚血)が 36％,腫瘍性が 22.2％,頭部外傷,先天性がそれぞれ 7％,動脈瘤は 6％であった. 特徴としては,血管性は高齢者に多く 20 歳未満では認められず,腫瘍性は 20 歳未満でも認めた. 小児では脳幹膠腫の可能性もあり注意が必要である. 両眼性の外転神経麻痺は腫瘍性が 22％と最大で,脱髄が 14％,くも膜下出血が 13％,

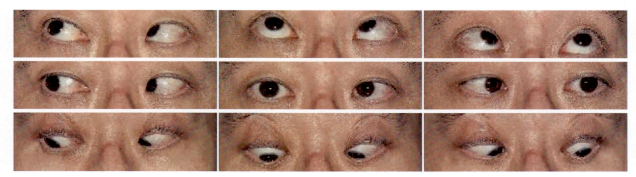

図 3. 左眼）外転神経麻痺

その後に感染，外傷と続き[4]，片眼性より緊急度，重症度が高くなるので注意を要する．

本態性頭蓋内圧亢進症でも両眼の外転神経麻痺で発症することがあるため，眼底の観察は重要となる．

核上性眼球運動障害

1．側方注視麻痺（水平注視麻痺）
a）症　状

両眼が同程度に患側方向への眼球運動が制限される．例えば右注視麻痺なら，右眼の外転と左眼の内転ができなくなる状態である．一方，輻湊による内転は可能である．注視麻痺性眼振を伴い，発症初期は健側への共同偏視（conjugate deviation）を伴う．麻痺が強い場合は追従性運動でも衝動性運動でも，さらに前庭眼反射でも正中を超えての側方視ができなくなるため，患側への顔回しの代償頭位をとることがある．

下橋被蓋枝梗塞（Foville 症候群）：患側への注視麻痺＋患側の顔面神経麻痺＋対側の片麻痺

b）原　因

水平注視の中枢は橋の外転神経核近傍に位置する PPRF（paramedian pontine reticular formation：傍正中橋網様体）に存在する．大脳，小脳，前庭から入ってきた水平注視の命令は，PPRF で統合され，同側の外転神経核に伝わり同側の外直筋を制御し，MLF（medial longitudinal fasciculus：内側縦束）を通り対側の動眼神経核に伝わり，対側内直筋を制御している（図4）．

側方注視麻痺の多くは PPRF 病変である．対側の大脳半球病変の障害でも発症する．

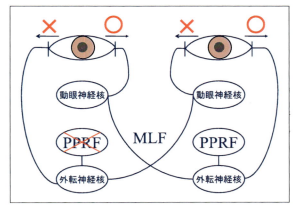

図 4．右眼）側方注視麻痺
右の PPRF が障害されると右外転神経核を介し，右外転障害を生じる．右外転神経核から MLF を介し，対側の内転障害を生じる．

2．内側縦束（MLF）症候群（核間麻痺）
a）症　状

核間とは，外転神経核と動眼神経核の間という意味で，外転神経核から対側の動眼神経核に刺激を与える内側縦束の病変でみられる神経麻痺のことを指す．

側方視時に健側の外転は可能だが，患側の内転が制限される．健側の外転時に単眼性の眼振（解離性眼振）が見られる（図5）．一方，輻湊によって，側方視時に動かなかった内転がみられる．両眼性のものでは高度の外斜視をとり，両眼とも外転位をとる WEBINO（wall-eye bilateral internuclear ophthalmoplegia）症候群を呈することがある．

b）原　因

高齢者では片眼性で脳血管性病変（脳梗塞，出血）が多く，若年者では両眼性で多発性硬化症が多い．その他に，脳腫瘍，頭部外傷，Wernicke 脳

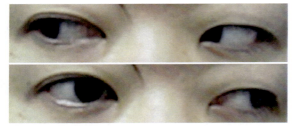

図 5. 右眼) 内側縦束 (MLF) 症候群
多発性硬化症による右) MLF 症候群. 左眼外転時に解離性眼振を伴う.

症, 神経梅毒などさまざまな原因が挙げられる. 診断に頭部 MRI 検査は必須である.

3. One-and-a-half 症候群
a) 症　状
健側の外転以外の水平方向の眼球運動がすべて障害され, 複視を訴える. 患側の内転, 外転と健側の内転が制限される. 健側の外転時に解離性眼振を伴う (図 6). 輻湊に伴う内転は可能である. 水平性眼球運動が 1 眼は完全に障害, 1 眼は半分障害されることから one-and-a-half (1 と 2 分の

1) と名付けられている.

b) 原　因
片側の内側縦束と PPRF 病変の合併で起こる. 内側縦束の障害→患側の内転障害, PPRF の障害→患側方向の水平注視麻痺を呈する (図 7). 橋被蓋梗塞など血管性病変が多い. 多発性硬化症が原因のこともある.

4. 開散麻痺
a) 症　状
遠方視での同側性複視, 近方視では複視消失し, 全方向で斜視角は不変である. 眼球運動制限はない.

b) 原　因
責任病巣は不明であるが, 外転神経核近傍と中脳網様体が考えられる. 脳幹部の血流障害, 頭部外傷, 多発性硬化症などさまざまな原因が挙げられる. 画像診断で原因が特定される症例は少ない.

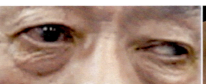

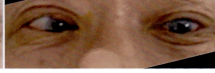

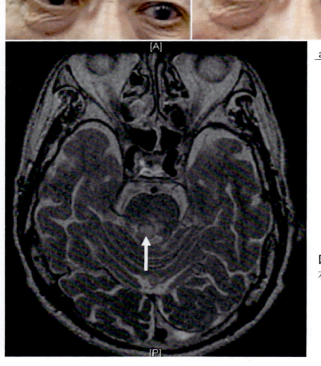

図 6.
右眼) one-and-a-half 症候群
　a：右方視
　b：左方視
　c：輻湊
　d：橋被蓋梗塞

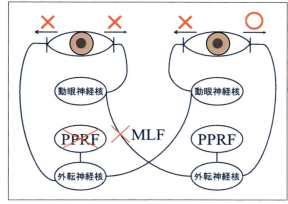

図 7. 右眼)one-and-a-half 症候群
右の PPRF が障害されると右外転神経核を介し,右外転障害を生じる.右外転神経核から MLF を介し,対側の内転障害を生じる.右の MLF が障害され右の内転障害を生じる.

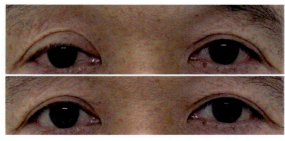

図 8. 重症筋無力症
a:アイステスト前　b:アイステスト後

Sagging eye syndrome とは鑑別が困難であり,さらなる病態解明が必要である.

5．輻湊痙攣
a）症　状
間欠的に輻湊の持続,調節痙攣,縮瞳が起こる.むき運動では外転制限があるが,ひき運動では外転制限を認めない.

b）原　因
大部分が心因性であり,精神疾患の合併もある.非心因性には,視床出血などの可能性もあるため頭部 MRI は必須である.

神経筋接合部障害

1．重症筋無力症
a）症　状
全身型と眼筋型に分けられ,全身型では四肢筋力低下や嚥下障害などをきたす.眼筋型では眼瞼下垂や眼球運動障害をきたし,時に水平性複視をきたすことがある.症状は眼症状が最も頻度が高い症状であり,初発症状の 71.9％が眼瞼下垂,47.3％が複視である[5].診断時に眼筋型重症筋無力症だった 20％が全身型へ移行する[5].全身型への移行は発症 2 年以内が多い.症状は朝に比べ夜に悪化する日内変動を呈し,運動を繰り返すと増悪する易疲労性を呈することが特徴である.

水平性複視をきたす症例には,偽 MLF 症候群や偽動眼神経麻痺をきたす症例が存在し,診断に苦慮することがある.さらに診断に時間がかかり,長期に麻痺が続く症例では筋肉が菲薄化することもあり,さらに診断を難しくする.神経支配に一致しない眼球運動障害は重症筋無力症を疑う.

b）原　因
神経筋接合部のシナプス後膜上にあるいくつかの標的抗原に対する自己抗体の作用により,神経筋接合部の刺激伝達が障害され生じる自己免疫疾患である.重症筋無力症の 80〜85％が抗 Ach 受容体抗体陽性で,数％が抗 MuSK 抗体陽性である.眼筋型では全身型より陽性率が下がり抗 Ach 受容体抗体は 50％の陽性率である.眼科で実践可能な臨床診断検査には,上方を 1 分間注視させ眼瞼下垂の悪化を観察する上方注視負荷試験,アイスパックで眼瞼を冷やし眼瞼下垂の改善を観察するアイステスト(2 分間の冷却で 2 mm 以上の改善で陽性)(図 8),エドロホニウム塩化物(アンチレックス®)を静注して症状の改善を観察するテンシロンテストが挙げられる.可能であれば筋電図検査を含めた全身型の鑑別を,治療前に神経内科で行うことが望ましい.

筋原性および機械的眼球運動制限

1．甲状腺
a）症　状
一番多い症状は拘縮した下直筋の伸展が障害され発症する上転障害による上下複視だが,ときに拘縮した内直筋伸展が障害され外転障害が発症し水平性複視を訴える.中年以降の女性に多い.その症状は朝悪く,夜軽快する日内変動を認める.

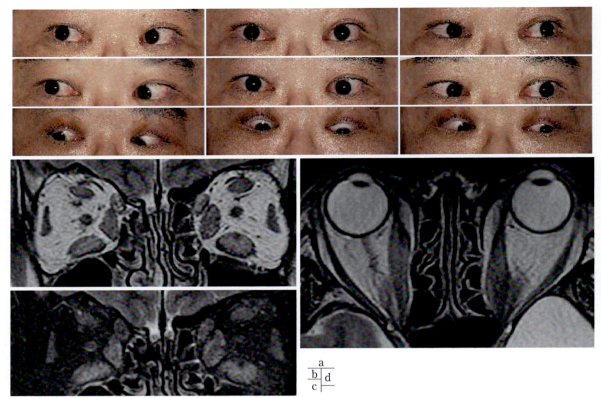

図 9. 甲状腺眼症
内直筋と下直筋の腫大を左右同程度に認める．そのため，正面眼位は内斜視となり，水平性の複視の訴えがある．Lid retraction（Dalrymple 徴候）陽性，lid lag（von Graefe 徴候）陽性
 a：眼球運動：両）上転障害．両）外転障害
 b：MRI．冠状断 T2 強調画像．両眼内直筋と下直筋の腫大を認める．
 c：MRI．冠状断 T2 強調画像（脂肪抑制）．外眼筋の炎症がある部分は高信号に描出される．
 d：MRI．水平断 T2 強調画像．内直筋の腫大．腱の腫大は軽度で筋紡錘の腫大が顕著なのが甲状腺眼症の特徴である．

牽引試験は陽性となる．

両眼対称より片眼性や症状が左右非対称のことが多い．眼球突出，上眼瞼腫脹（下眼瞼は腫脹しない），結膜充血・浮腫，乾燥性角膜炎を伴うことが多い．

Lid retraction（Dalrymple 徴候），lid lag（von Graefe 徴候）は甲状腺眼症の特徴的な所見である（図 9）．

外眼筋の肥大が著しいと，腫大した外眼筋による視神経の圧迫が起こり，視神経症をきたすことがある．視神経症は若年者より，高齢者で多い．

b）原　因

眼窩内球後組織に存在する，TSH 受容体に対する自己免疫機序により眼窩組織にリンパ球浸潤をきたし，炎症が起こる．その結果，眼窩組織の線維芽細胞は活性化して，間質の浮腫をきたし，自己免疫性外眼筋炎を引き起こす[6]．

甲状腺関連自己抗体である抗 TSH 受容体抗体（TRAb），甲状腺刺激抗体（TSAb），抗サイログロブリン抗体（TgAb），抗甲状腺ペルオキシターゼ抗体（TPOAb）が原因となる．甲状腺機能（FreeT3，FreeT4）が正常な euthyroid Graves' disease が多く存在する．

2．Sagging eye syndrome
 a）症　状

高齢者に発症する進行性の内斜視である．眼窩プーリーの加齢性変化によって発症する，開散不全型内斜視と外方回旋を伴う上下斜視のこと[7]．開散不全型内斜視を呈する sagging eye syndrome が水平性複視を訴える．過去には，高齢者

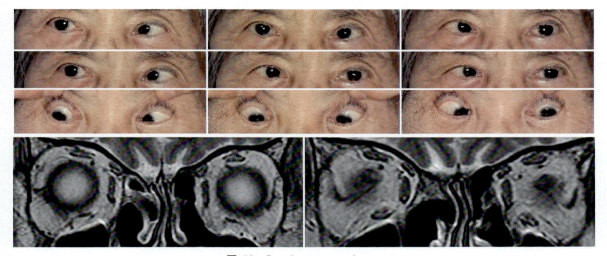

図 10. Sagging eye syndrome
a：眼位
b：MRI. 冠状断 T2 強調画像
c：MRI. 強膜と視神経の接合部から 5 mm 前後の画像
内直筋の高さよりわずかに下垂している外直筋と外直筋上部の耳側傾斜を認める．LR-SR バンドは断裂し，大部分は消失している．

の原因不明の内斜視として，原因病巣がはっきりしない開散麻痺として診断されていたものに本疾患が含まれると考えられる[8]．軽度の上転障害を伴うこともある．Baggy lid（だぼついた眼瞼），superior sulcus deformity（上眼瞼のくぼみ変形），腱膜性眼瞼下垂などの外眼部異常を伴う（図 10）．眼や眼周囲の外傷は sagging eye syndrome を発症しやすい．また，眼瞼下垂やフェイスリフトなど眼周囲の手術歴がある際は，顔貌の変化をきたしているため診断に苦慮する．入念な問診が必要である．

b）原　因

外直筋プーリーが加齢性変化によって菲薄化し，重力によって下降および上部耳側傾斜する．それに伴い，外直筋と上直筋を連結するプーリー（LR-SR バンド）が伸展や破綻することで発症する（図 10）．外直筋の変化に左右差がないと開散不全型内斜視を発症し，左右差があると上下回旋斜視を発症する．診断には，眼窩冠状断 T1 強調画像もしくは T2 強調画像の MRI が必須である．脂肪抑制をすると眼窩プーリーが写らなくなるので注意が必要である．

3．固定内斜視

a）症　状

中年以降に発症する進行性の内斜視で，症状が悪化すると眼球が内下方に固定された状態で動かなくなる．

b）原　因

多くは強度近視による眼球延長に伴い，上直筋と外直筋の間に眼窩プーリー（LR-SR バンド）を機械的に破壊するように，眼球後部が筋円錐外に脱臼するために発症する[9]．MRI 水平断で眼窩容積に比べ不釣り合いに大きな眼球を観察することができる．また冠状断では，鼻側に偏位した上直筋と下方に偏位した外直筋，そしてその間に LR-SR バンドを機械的に壊すように脱臼した眼球を確認することができる（図 11，12）．

強度近視は絶対条件ではなく，眼窩容積に対して大きな眼球であれば，正常眼軸であっても，固定内斜視となることがある．

また，重症の外転神経麻痺で眼球が内側に固定した状態も固定内斜視と称することもある．

4．眼窩窮屈病，強度近視性斜視

a）症　状

Sagging eye syndrome や固定内斜視のように，中年以降の進行性の内斜視を呈する[10)11)]．

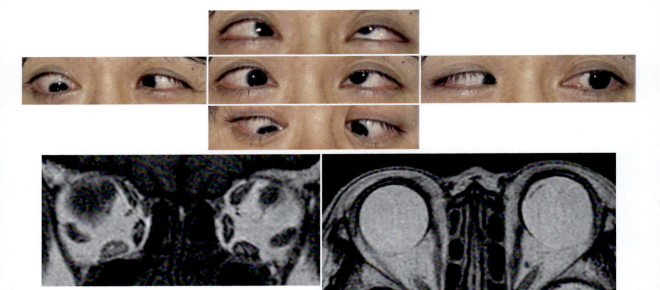

図 11. 固定内斜視(重度)
a：眼球が内方に固定され，眼球運動が制限されている．
b：MRI．冠状断 T2 強調画像．上直筋と外直筋の間に，脱臼した眼球を認める．
c：MRI．水平断 T2 強調画像．眼窩容積に対し，眼球が大きい．

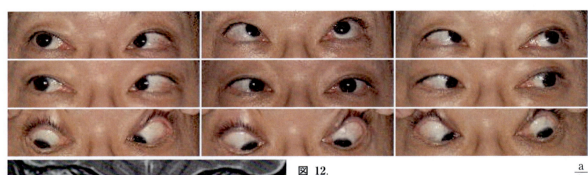

図 12. 固定内斜視(軽度)
a：眼球運動
b：MRI．眼窩冠状断 T2 強調画像．上直筋の位置が鼻側に移動していることから軽度，眼球が脱臼していると判断できる．

固定内斜視のような，眼球が内下方に固定することはない．

b) 原因

加齢性の変化である外直筋プーリーの下垂と，眼窩容積と眼球容積の不一致による眼球の筋円錐外への脱臼の 2 つの要因が合わさって発症している．

文献

1) Akagi T, Miyamoto K, Kashii S, et al：Cause and prognosis of neurologically isolated third, fourth, or sixth cranial nerve dysfunction in cases of oculomotor palsy. Jpn J Ophthalmol, **52**：32-35, 2008.
2) Connolly ES Jr, Rabinstein AA, Carhuapoma JR, et al：Guidelines for the management of aneurysmal subarachnoid hemorrhage：a guideline for

healthcare professionals from the American Heart Association/American Stroke Association. Stroke, **43**：1711-1737, 2012.

3) 三村　治：神経眼科を学ぶ人のために, 医学書院, pp. 151-156, 2014.

4) Keane JR：Bilateral sixth nerve palsy. Analysis of 125 cases. Arch Neurol, **33**：681-683, 1976.

5) Murai H, Yamashita N, Watanabe M, et al：Characteristics of myasthenia gravis according to onset-age：Japanese nationwide survey. J Neurol Sci, **305**：97-102, 2011.

6) 廣松雄治：Ⅳ. 難治性甲状腺疾患 1. Basedow 病眼症. 日内会誌, **99**：755-762, 2010.

7) Chaudhuri Z, Demer JL：Sagging eye syndrome：connective tissue involution as a cause of horizontal and vertical strabismus in older patients. JAMA Ophthalmol, **131**：619-625, 2013.

8) 後関利明：わかりやすい臨床講座　プーリーの異常と治療. 日本の眼科, **87**：1330-1335, 2016.

9) Yamaguchi M, Yokoyama T, Shiraki K：Surgical procedure for correcting globe dislocation in highly myopic strabismus. Am J Ophthalmol, **149**：341-346, 2010.

10) Kohmoto H, Inoue K, Wakakura M：Divergence insufficiency associated with high myopia. Clin Ophthalmol, **5**：11-16, 2010.

11) Nakao Y, Kimura T：Prevalence and anatomic mechanism of highly myopic strabismus among Japanese with severe myopia. Jpn J Ophthalmol, **58**：218-224, 2014.

特集／複視を診たらどうするか

垂直と斜めの複視

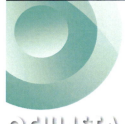

木村亜紀子*

Key Words : 上下斜視(vertical deviation)，回旋斜視(cyclodeviation)，複視(diplopia)，滑車神経麻痺(trochlear nerve palsy)，甲状腺眼症(thyroid ophthalmopathy)，筋無力症(myasthenia graves)

Abstract : 上下斜視と回旋斜視の特徴は，まず整容的に目立たないことが挙げられる．逆に，強い複視の訴えがあるにも関わらず，整容的に斜視がなければ，上下・回旋斜視を疑うべきである．上下・回旋斜視は交通外傷後(頭部打撲)や白内障術後などに生じることが多い．外観上目立たないことから，診断までに10年以上を要しているケースや詐病と誤診されているケースなどもあり，的確な診断と積極的な治療が求められる．手術成績は良好なだけに早期の診断，治療によりQOLの向上を図りたい．

はじめに

複視は日常生活の質を低下させる．整容的に目立つ外転神経麻痺や動眼神経麻痺は眼科医以外の救命救急医や脳外科医でも斜視と診断可能だが，上下・回旋斜視は外観上目立たないことから，眼科医でも疑っていなければ診断は容易ではない．そのため，長期にわたり複視に悩まされている患者も少なくない．診断のコツと適切に診断するために必要な検査とはどのようなものなのか，自験例をもとに解説する．

上下・回旋斜視を疑わせる患者の訴え

①道路のセンターラインが2本にクロスして見えて，どちらが本物かわからない．
②上下にずれるだけでなく，片方が傾いている．
③階段を降りるのが怖い．
④夕方になると上下にずれる．午前中はずれない(逆もあり)．
⑤眉毛を描くときにダブって見える．

など，上記の症状は上下斜視，回旋斜視にみられる症状である．

発症様式から疑われる疾患(図1)

特徴的な症状から診断へのフローチャートを示した．

①原因が明らかなもの：交通事故後(特に意識消失発作を伴うもの)，強い頭部打撲後(ラグビーなども含む)，白内障術後などは滑車神経麻痺が極めて疑われるエピソードである．脳腫瘍や脳血管障害治療後の上下・回旋複視なども滑車神経麻痺が疑われる．

②突然発症，発症日がはっきりしているもの：血管障害による滑車神経麻痺が疑われる．高血圧や糖尿病の既往のある高齢者に多い．眼窩深部痛などは伴わない．

③20～30歳代発症の上下複視：回旋複視の自覚は少ない．幼少時から頭部傾斜があり，患者本人に幼少時から「自分は斜視だった」という自覚のあるものは代償不全性上斜筋麻痺が最も疑わしい．幼少時からの頭部傾斜は，「七五三で写真を撮るときなどに頭の傾きをいつも直されなかった

---

* Akiko KIMURA, 〒663-8501 西宮市武庫川町1-1 兵庫医科大学眼科学講座，准教授

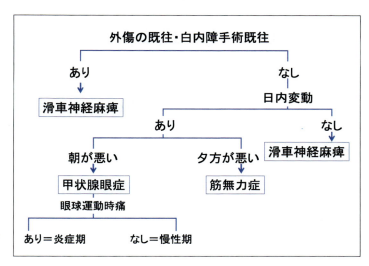

図 1.
発症様式からみるフローチャート

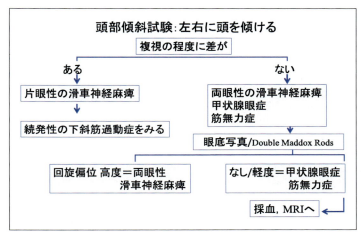

図 2.
上下・回旋斜視への検査の進め方

か？」などと具体的に聞くほうがよい．幼少時の写真を持参させて確認することも有用である．

④発症時期が明らかではない：甲状腺眼症や筋無力症に多い．夕方に複視が強くなる場合は筋無力症が，朝最も調子が悪く，だんだん良くなる場合は甲状腺眼症が疑われる．

上下・回旋斜視を疑った場合の検査（図 2）

上下・回旋斜視の患者はよく見ると頭位異常を呈していることが多い．上下偏位を代償するために頭を傾ける．例えば，右上斜視の患者は左へ，左上斜視の患者は右へ頭を傾けて上下偏位を代償する．成人の場合は，眼位を他覚的にみるよりも複視の自覚を問うとわかりやすい．例えば，右上斜視の患者に「右へ頭を傾けると見え方はどうですか？」と問う．もし，右へ傾けて複視が増悪すれば，右の滑車神経麻痺（上斜筋麻痺）が疑わしい．頭位異常は自覚していないこともあり，頭部傾斜試験を行うことで，「こちらに傾けると悪くなる」ことを自覚する患者もいる．この頭部傾斜試験を用いて診断に至るフローチャートを図 2 に示した．もし，頭部傾斜試験が陽性だった場合には，続発性の下斜筋過動症をみる（図 3）．その後，上斜筋遅動が確認できれば片眼性の滑車神経麻痺と診断できる．

一方，頭部傾斜試験が明らかでない場合，両眼性の滑車神経麻痺，甲状腺眼症，筋無力症などを疑う．次に行う検査は回旋偏位の有無をみる検査で，眼底写真でみる方法と Double Maddox Rods を用いた方法である．

眼底写真は視標をよく注視させて無散瞳眼底写真で撮れる非常に簡便な方法である．高度な外方

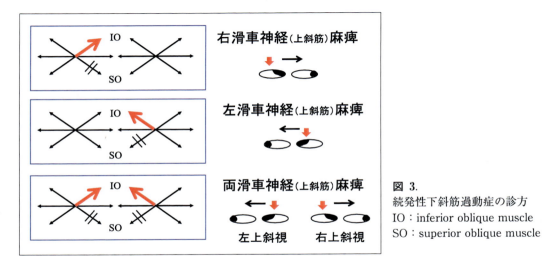

図 3.
続発性下斜筋過動症の診方
IO：inferior oblique muscle
SO：superior oblique muscle

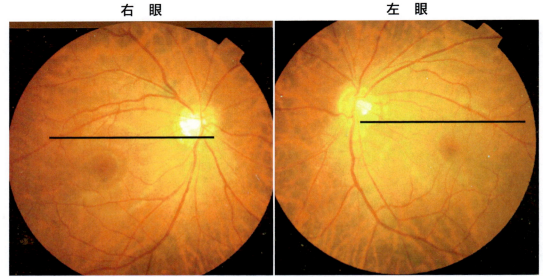

図 4. 眼底写真による回旋偏位の検出　　　a | b
視神経乳頭下縁からの水平線より下に中心窩があれば外方回旋偏位があると判断する(a, b).
一方，視神経乳頭中心からの水平線より上に中心窩があれば内方回旋偏位である．

回旋偏位を示す眼底写真を示す(図 4)．視神経乳頭下縁からの水平線よりも下に中心窩が位置すれば外方回旋偏位をきたしていると判断する．通常，回旋偏位がなければ，視神経乳頭下縁からの水平線と乳頭中央からの水平線の間に中心窩は位置する．

Double Maddox Rods も非常に簡便で有用な検査である．視力検査に用いる検眼枠をそのまま使用できる．顎台に顔を固定する必要がないため，車いすの患者などにも用いやすい．赤い線の入ったレンズと白い線の入ったレンズを，図 5 のように検眼鏡枠に線が縦になるようにセットする．前方から光を当てると，正常であれば，赤の線と白い線が水平に重なって見えるが，回旋偏位があると，どちらかの線が傾いて見える．水平になるようにレンズ枠を回し，水平になった角度を読む．回旋偏位が正面視で 10°以上あれば両眼性の滑車神経麻痺が疑われる．回旋偏位が軽度な場合は，筋無力症や甲状腺眼症を疑い，採血，頭部 MRI 検査へ進む．甲状腺眼症と筋無力症はしばしば合併することから，自己抗体の採血は同時に行っておく(表 1)．頭部 MRI は外眼筋の炎症や形態をみる

表 1. 甲状腺眼症と筋無力症の採血

Free T3，Free T4，サイログロブリン
TBII (TSH binding inhibitory immunoglobulin)，TRAb (TSH レセプター抗体)
TSAb (Thyroid stimulating antibody)，抗 Tg (サイログロブリン) 抗体
抗 TPO (甲状腺ペルオキシダーゼ) 抗体
抗 AChR (アセチルコリン受容体) 抗体

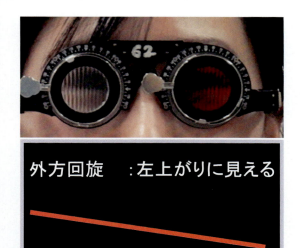

図 5. Double Maddox Rods

ために行う．甲状腺眼症や外眼筋炎の診断には必須である．オーダーの際には「外眼筋の肥大・炎症の有無を見てください．T1 強調画像と STIR (short TI inversion recovery) 法，スライスは 3 mm 幅，冠状断もお願いします」と記載すれば間違いない．STIR 法は造影することなく炎症の有無がわかる簡便な方法である (図 6)．

経過観察の仕方

循環障害が原因の場合には，約 8 割は自然軽快するため，発症後半年は経過観察する．残存した斜視は手術適応である．甲状腺眼症では，炎症期には消炎を，非炎症期には斜視手術を施行するが，眼位が変動している間は斜視手術の適応ではない．炎症の有無の判断は MRI が最も適している．眼筋型筋無力症では，まずは抗コリンエステラーゼ阻害薬の内服が第一選択となる．抗 AChR 抗体の数値が 2 桁 (正常は 0.2 以下) の場合には，全身型の精査が必ず必要である．斜視は斜視角が約半年安定していれば斜視手術の適応である．

典型例を理解する

1．外傷後の両滑車神経麻痺

症例：72 歳，男性

a) 問　診

10 年前に交通外傷で頭部に強い衝撃を受けた既往がある．一見，斜視には見えないが，強い複視の訴えがある→この時点で両眼性の滑車神経麻痺が疑われる．

b) 視診＝臨床所見をとる

眼位：交代遮閉試験を行い眼位を確認する．眼位はほぼ正位であった．

眼球運動：肉眼的にはほぼ正常→加齢に伴い眼球運動が全体的に悪くなるため，明らかな続発性の下斜筋過動症や上斜筋遅動が認められず，10 年

T1 強調画像冠状断　　　　　STIR 法冠状断

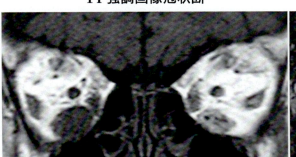 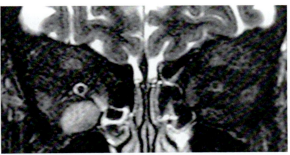

図 6. 眼窩 MRI
右下直筋に肥大，炎症を認める．

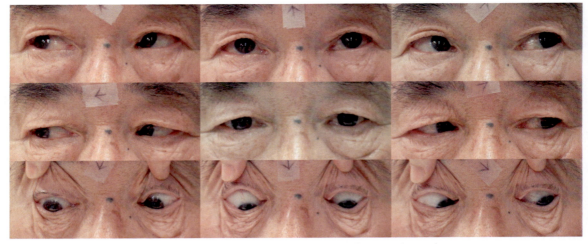

図 7. 両滑車神経麻痺患者の 9 方向眼位写真

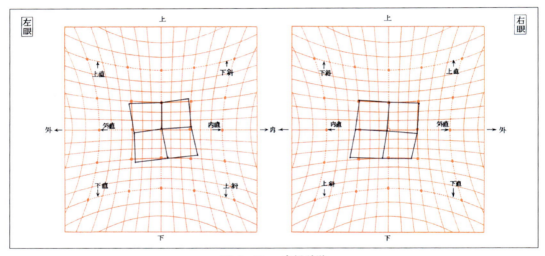

図 8. Hess 赤緑試験

間診断がつかなかった症例である(図 7).

頭部傾斜試験は明らかではなかった＝両眼性の特徴でもある.

　c）検　査

①Hess 赤緑試験(図 8)：両滑車神経麻痺では, 両眼の上斜筋がバランスよく障害を受けると正面での上下偏位を認めず, ほぼ正常な形が検出される. Hess 赤緑試験では視標が赤い丸印のため回旋偏位は検出されない. ただし, 両眼性では V パターンが特徴的であり, 本例でも認められる.

②眼底写真(図 4)：両眼とも視神経乳頭下縁からの水平線より下に中心窩が認められ, 外方回旋偏位しているのが明らかである.

③Double Maddox Rods(図 5)：両眼性の場合も, どちらかが水平でどちらかが傾いて見えることが多い. 両方が傾いて見える訴えは少ない.

④大型弱視鏡：限られた施設にしか設置されていないが, 回旋偏位が最も正確に測れるため, 当院では必須の検査として用いている. 十字スライドを用い, 回旋偏位の角度を正確に測定することができる. 外方回旋偏位は正面で 11°, 下方視で 13° であった.

　d）診　断

両滑車神経麻痺

　e）治療方針

斜視手術(両下直筋鼻側移動術)

　f）予測される副作用・合併症

斜視手術の目的は, 正面視と読書眼位での複視

消失となるため，側方視，あるいは上方視など，正面以外のどこかで複視は残存し，全方向での複視消失は期待できない（両眼単一視野：図9）．あらかじめ説明しておくほうが良い．しかし，正面視と読書眼位での複視消失は日常生活の質を上げるものであり，回旋偏位はプリズム眼鏡で矯正できないことから積極的な手術治療の適応と考えられる．

g）鑑別診断

滑車神経麻痺では上転眼が外方回旋偏位を呈する．しかし，眼底写真での回旋偏位をみて，上転眼が内方回旋している場合は，skew deviation（斜偏位）である．治療は同様に斜視手術である．

2．甲状腺眼症

症例：57歳，男性

a）問　診

2～3年前から眼球突出があり，1年位前から焦点が合わないことがあった．最近は正面でも複視がある．

b）視　診

眼位・眼球運動（図10）：交代遮閉試験では，右の下斜視，左の上斜視で，眼球運動では左眼の上転障害を認めた＝甲状腺眼症では拘縮性の眼球運動制限が特徴である．

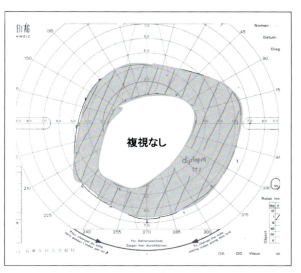

図 9．両眼単一視野

自由頭位は右への頭部傾斜を認めるも，頭部傾斜試験は陰性であった．

c）検　査

Hess 赤緑試験での上下偏位は 20°あり，大型弱視鏡検査で 10°の外方回旋偏位が認められた．採血では，甲状腺機能は正常，TSAb が 2460（正常 180％以下）の高値を示した（euthyroid：甲状腺機能は正常，甲状腺関連自己抗体は陽性）．眼窩 MRI では右下直筋の肥大と炎症が認められた（図6）．

d）診　断

甲状腺眼症

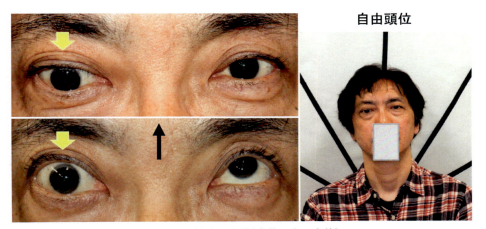

図 10．甲状腺眼症（罹患筋：右下直筋）
右下斜視で，右眼の上転制限を認める（拘縮性眼球運動制限）．

e）治療方針

甲状腺眼症の炎症期と判断し，ステロイドパルス治療で消炎を図り，その後，約半年後に斜視手術（右下直筋後転と鼻側移動術）を施行した．

f）予測される副作用・合併症

下直筋後転に伴う下眼瞼下降（下眼瞼後退）が高度な場合は眼形成で耳介軟骨などを用いた下眼瞼挙上が必要である．長期的には上下偏位の逆転，甲状腺眼症自体の再燃に注意する．

g）鑑別診断

外眼筋炎では下直筋に炎症があれば，その眼の上斜視と下転制限を認め麻痺性パターンを示す．甲状腺眼症ではその眼の下斜視と上転制限を認めることから鑑別する．甲状腺眼症の眼球運動制限は拘縮性，伸展障害が特徴である．

終わりに

上下・回旋斜視の診断方法につき述べた．上下・回旋斜視の患者は，車の運転などに支障をきたし，積極的な治療を望んでいるにも関わらず，容易に診断がつかないことも多い．逆に，外観上，斜視が目立たない患者が強い複視を訴えていたら，上下・回旋複視を疑うことは，それだけで診断に近づくともいえる．頻度は決して低くないことから，的確な診断がなされることが望まれる．

参考文献

三村　治：神経眼科と外眼筋手術．眼臨紀，**9**：19-31，2016．

特集／複視を診たらどうするか

小児の複視

彦谷明子*

Key Words : 複視(diplopia)，眼球運動障害(disorder of ocular movement)，間欠性外斜視(intermittent exotropia)，先天性上斜筋麻痺(congenital superior oblique palsy)，急性内斜視(acute acquired comitant esotropia)

Abstract : 年長児になれば複視の自覚を表現できるが，乳幼児には複視の訴えはない．複視を疑う他覚的所見としては，眼球運動制限があり，代償性異常頭位をとっていることである．このような所見をみたら，頭部画像検査や血清生化学的検査を行う．ただし，Duane 症候群のような先天疾患においても眼球運動制限はみられる．特徴的な所見から診断できれば，それ以上の精査は必須ではない．小児期に発症する間欠性外斜視や上斜筋麻痺では，通常は複視を自覚しないことが多いが，自覚する例もあることを知っておく．急性内斜視は眼球運動制限を伴わないが，稀に頭蓋内疾患が原因となっていることもあるため，これを除外してから治療にあたる．頭蓋底骨折による斜視も複視を自覚するが，上方視以外では複視がないと訴えがないこともある．小児においては眼瞼や結膜に外傷による腫れや出血がなくても骨折していることがあるので，見逃さないようにする．

はじめに

小児期発症の斜視で，通常は複視の自覚がないが，複視を訴えることもある斜視としては，日常診療でも診療する機会の多い間欠性外斜視や上斜筋麻痺の症例が挙げられる．斜視のときに抑制がかかり複視を自覚しないとされるが，なかには抑制がかからずに複視が生じていることもある．患児はそれを特別なこととは思わず，複視を自覚していても訴えない．ある日突然「ふたつに見える」と言って保護者を心配させ，眼科を受診する．後天発症の斜視には，急性内斜視，外眼筋麻痺，重症筋無力症，眼窩底骨折などがある．後天発症の斜視においては，頭蓋内や眼窩内の画像検査や血清生化学的検査を行い，原因となる基礎疾患の診断が重要である．

問診と視診

症状を訴えられない乳幼児に対しては，保護者から，いつから，どのようなときに，どんな症状がみられるのか，症状が出る前に外傷や熱発などのきっかけがあったのか，症状に変化があるのか，既往歴と全身状態を問診する．複視が疑われる所見は，異常頭位(代償頭位)，眼球運動制限，片目つむりである．出生時から現在までのさまざまな時期のスナップ写真や動画を持参してもらい時系列でみると，眼位や異常頭位の発症の時期や程度，変化を知ることができる．5歳頃からは複視の自覚を訴えることができるので患児にも直接問診する．

---

* Akiko HIKOYA, 〒431-3192 浜松市東区半田山1-20-1 浜松医科大学眼科学教室，講師

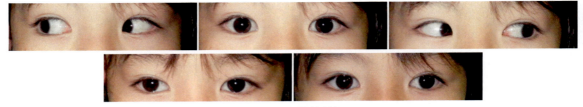

図 1. 間欠性外斜視
a：両眼ともに内転制限はなく，斜位もある．
b：外斜視のときの眼位

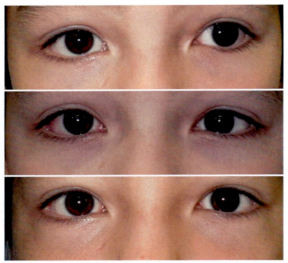

図 2. 間欠性外斜視術後過矯正
a：間欠性外斜視術前．25ΔX(T)
b：前後転術後 1 か月．12ΔET
c：術後 3 か月．4ΔEP

眼科検査

　視力検査，屈折検査，眼位眼球運動検査，両眼視機能検査，前眼部から眼底の診察をひととおり行う．眼位検査は，第一眼位だけでなく，注視方向や固視眼による斜視角の変化の有無も確認する．眼球運動検査は，むき運動検査，ひき運動検査，よせ運動(輻湊)検査がある．むき運動検査は同時に同方向へ動く両眼の共同性をみる．両眼開放下で右方，左方，上方，下方，斜め上方，斜め下方への眼球運動を調べる．むき運動検査で眼球運動制限が疑われた場合は，引き続きひき運動検査を行い，眼球運動制限の有無を確かめる．ひき運動検査は片眼を遮閉し，一眼ずつで視標を追わせ，眼球運動の可動範囲と左右差を観察する．よせ運動検査は，固視目標を眼前から鼻側に近づけていき，両眼をどこまで寄せられるかを調べる．ひき運動検査で眼球運動制限があれば，それが核上性か末梢性かを鑑別するために人形の目現象を確認する．これが保たれていれば，核上性である．特に上転制限の場合は，Bell 現象がみられれば核上性である．末梢性であれば，麻痺性障害と拘束性障害のいずれかである．牽引試験(forced duction test，force generation test)で鑑別できるが，小児では全身麻酔下でなければ施行困難である．全身麻酔下で術式決定のために行うこともある．

間欠性外斜視

　成人では整容的に気づかれるほかに，眼精疲労や複視を自覚する．小児では自覚症状がなく，家族が視線の合っていないことや片目つむりに気づいて眼科を受診することが多いが，小児でも斜視のときに抑制がかからずに複視が生じていることもある．間欠性外斜視であれば，斜位のときには複視がなく，斜視のときに交叉性の複視があるが，日常生活には支障を感じていないことが多く，眼球運動制限はない(図 1)．眼球運動制限があれば後天発症の麻痺性斜視や拘束性斜視を鑑別しなければならない．診察時の眼位と自覚症状との間に矛盾がないかを確認する．斜視のコントロール状態が悪化しており，複視を自覚する頻度が高くなっていたり，斜位に持ち込めなくなっていることが多いなら，プリズム眼鏡や手術での治療を検討する．

　間欠性外斜視に手術を行い過矯正になった場合は，術後に同側性の複視を訴える(図 2)．小児の間欠性外斜視では術後の戻りがみられることが多いため，戻りを抑えるために術直後に軽度の内斜視にする過矯正手術が行われることがある．小児

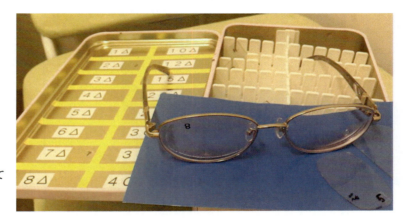

図 3.
膜プリズム
膜プリズムを患者眼鏡に貼付して貸し出しをしている．

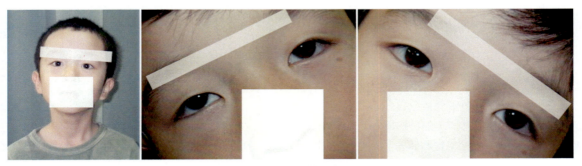

図 4．右上斜筋麻痺
自然頭位は左へ傾いており，左への斜頸時は斜位を保つが，右への斜頸時は右上斜視が著明になる．

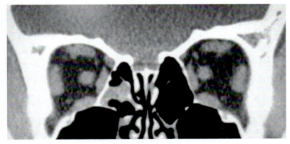

図 5．CT 画像
左上斜筋の低形成を認める．

の間欠性外斜視に対する後転短縮術の治療成績[1]は術後 3 年以上の経過観察で最終眼位が 15Δ の外斜偏位から 10Δ の内斜偏位を治癒基準とした場合，術後 1 週で内斜偏位（術後過矯正）であったほうが治癒率が高かった．術直後の一過性の 10Δ 以内の内斜偏位は術後の戻りを考慮した場合は良好な経過と考えられるものの，術後数週間経過しても内斜視が残存する場合には，両眼視機能の維持や複視の解消を目的としてプリズム治療をする．当科では眼鏡を装用している児には膜プリズムを貸し出している（図 3）．術後 3 か月経過して

も内斜視が軽快しなければ再手術を行う．

先天性上斜筋麻痺

先天性上斜筋麻痺においても，間欠性外斜視の症例と同様，複視を自覚しないことが多いものの，なかには斜視があるときに複視を自覚していることもある．先天性上斜筋麻痺は頭位異常を呈するが，それは斜視になりやすい頭位を避け，斜位に持ち込みやすい頭位をとっているということであり，両眼視機能のあるサインである（図 4）．上斜筋麻痺の症例に片眼遮閉をしたり，眼位を矯正するプリズム眼鏡を装用させると頭位は改善する．また，代償不全型上斜筋麻痺は，成人になってから複視や眼精疲労で発症することが知られているが，10 歳代で発症することもある．その場合は，融像域が広いこと，回旋複視を自覚しないこと，顔面の非対称性があること，画像診断で上斜筋の低形成があること，などが後天性との鑑別に有用である（図 5）．

先天性上斜筋麻痺に手術を行い過矯正になると

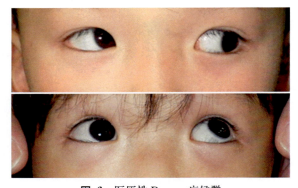

図 6. 医原性 Brown 症候群
a：右上斜筋麻痺術前. 右下斜筋過動がみられる.
b：右上斜筋縫縮術後 1 か月. 右内上転時に複視を自覚している.

a
—
b

複視を訴える. 先天性上斜筋麻痺に対する手術は，下斜筋減弱術，上斜筋強化術（上斜筋腱縫縮術），上直筋後転術，健眼の下直筋後転術のいずれか単独あるいは組み合わせて行われる. 特に上斜筋強化術後（上斜筋腱縫縮術後）では，術後に医原性 Brown 症候群が発症すると，内上転時の複視の原因となる（図 6）. 上斜筋腱の緩みを牽引試験で確認し，両眼の上斜筋腱の張りの左右差がなくなるように調整する. 上斜筋腱の緩みが高度であれば縫縮量が多くても内上転制限は起こりにくく，軽度であれば少ない縫縮量でも起こる[2]. Saeki らは，第一眼位が 15Δ 以上の上斜視であったため，2 筋以上の筋の手術を要した症例に対して，下斜筋部分切除術に上斜筋腱縫縮術を併用した症例を後ろ向きに調査した. 上斜筋腱縫縮術は，術中牽引試験により縫縮量を決定した. 術後 1 週間には 17 例中 9 例に医原性 Brown 症候群がみられたが，術後 3 か月には 1 例のみとなったと報告している[3]. 患者には，上斜筋腱縫縮術後は新しい眼位に再び順応するのに数週間～数か月かかることをあらかじめ説明しておくとよい. 上斜筋腱が弛緩していない症例には，上斜筋腱縫縮術は行ってはならない.

周期性内斜視

通常 48 時間周期で正位と内斜視を交互に繰り返すもので，隔日内斜視ともいう. 診断には，保護者に正位の日と斜視の日をカレンダーに記録してもらい，周期性を確認する. 経過とともに恒常性内斜視になっていくものが多い. 正位の日の両眼視機能は良好である. 内斜視の日も複視を自覚しないことが多いが，抑制が生じにくい年長児に発症すると複視を自覚することもある. 治療は最大斜視角を基準として内直筋後転術を行う.

急性内斜視

外転制限がなく，発症が数日～数か月以内と特定できる内斜視である（図 7）. 小児でも同側性複視を訴えることが多い. 急性内斜視は，Burian らが臨床的特徴から，人工的な融像遮断に続発するもの（Swan type），原因不明のもの（Burian-Franceschetti type），近視に関連するもの（Bielschowsky type）の 3 タイプに分類している[4]. Swan type は，発症前から内斜位や軽度の遠視があったと報告されており，融像が壊されたことで発症するとされる. Burian-Franceschetti type は不十分な両眼視機能に対して輻湊過多やストレスが影響した可能性が推測されている. Bielschowsky type は−5 D 以下の近視を伴うものとされていたが，後に近視の程度はさまざまであり強度の近視を伴うものとされた.

内斜位から内斜視に移行したもの（代償不全型）は，加齢とともに開散方向の融像域が狭くなり，斜位を代償できなくなることで斜視となり，複視を自覚する. 年齢分布としては 30 歳未満で多い

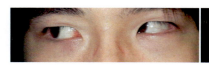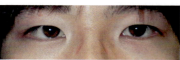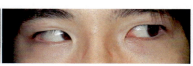

図 7. 急性内斜視
30Δ 内斜視で，外転制限はない.

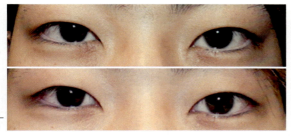

図 8．ボツリヌス毒素治療
a：ボツリヌス毒素治療前．SPCT で 12ΔE(T)，APCT で 40ΔE(T) を認め，複視があった．
b：ボツリヌス毒素治療後1か月．SPCT で 4ΔE(T)，APCT で 8ΔE(T) を認め，複視は消失した．

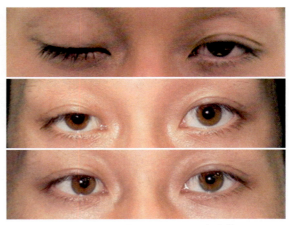

図 9．右眼 6 mm 後転されている内直筋へのボツリヌス毒素注射後の眼瞼下垂
a：ボツリヌス毒素注射 1 週間後
b：ボツリヌス毒素注射 2 か月後
c：ボツリヌス毒素注射 4 か月後

傾向がみられ，10 歳未満や 10 歳代にもみられる[5]．複視を自覚する時間が徐々に増加し，最終的に常時複視を自覚するに至る．近年では，スマートフォンの過剰使用における急性内斜視の発生が報告されており，近距離でのスマートフォンの過剰使用が，調節と輻湊の異常刺激となり，融像性の開散が行われず，内直筋の過緊張から内斜視が顕性化すると仮説している[6]．

また，比較的稀ではあるが，重篤な頭蓋内疾患に関連して発症するタイプの急性内斜視もあるため，急性内斜視の診断は，まず頭蓋内疾患の鑑別からはじめ，それが除外されればその他の原因について調べるようにするとよい．軽度の外転神経不全麻痺を伴う麻痺性内斜視では，眼球運動検査から麻痺性を確認することが困難な場合もある．Buch らは小児期の頭蓋内疾患を伴う急性内斜視の危険因子として，①内斜視角が近見より遠見で大きい，②再発性，③うっ血乳頭，④発症が 6 歳以上，の 4 つの因子を報告している[7]．治療は自然軽快しないかあるいは斜視角の安定を確認するために発症後 6 か月以内はプリズム眼鏡にとどめておき，それ以降も内斜視が軽快しなければ斜視手術や 2015 年 5 月から斜視治療に保険適用を得たボツリヌス毒素治療が行われる．ボツリヌス毒素は投与後数日から治療効果がみられ，3～4 か月で消失する．効果が半分になったら再投与が認められているが，急性内斜視においては効果が持続する症例もある(図 8)．副作用としては，17％に眼瞼下垂(図 9)，数％に斜視・複視が出現することがあるが，3～4 か月のうちに消失する．副作用については治療に先立って起こりうることを説明しておくとよい．

後天発症の眼球運動制限を伴う斜視

1．眼運動神経麻痺

外転神経麻痺は頭蓋内病変が原因のことが多いので，必ず画像検査を行う．外傷を除けば，脳腫瘍によるものが多いので，脳幹部から斜台，海綿静脈洞にかけて留意する．小児では特に脳幹部腫瘍(グリオーマ)に注意する．腫瘍の直接浸潤だけでなく，頭蓋内圧亢進によっても発症するので，頭痛，発熱，眼振，うっ血乳頭といった中枢神経症状が伴っていないか確認する．動眼神経麻痺，滑車神経麻痺も外傷や頭蓋内病変で生じることがあるので，画像診断が必要である．

2．重症筋無力症

小児では斜視に眼瞼下垂を伴っていることも多い．日内変動の有無を問診したり，上方注視負荷試験で疲労現象を確認する．重症筋無力症はテンシロンテストやアイスパックテストで症状の改善がみられれば診断できる．アイスパックテストは，2 分間保冷剤で眼瞼を冷やし，2 mm 以上開瞼すれば陽性で，低侵襲で小児にも施行できる．血清生化学的検査としては抗アセチルコリン受容体抗体を測定する．治療は小児科と連携し，抗コリン

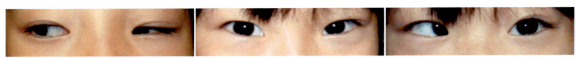

図 10. Duane 症候群　Ⅰ型（左眼）
左眼の外転制限があり，第一眼位は20Δ内斜視，内転時に瞼裂狭小と眼球後退がみられる．

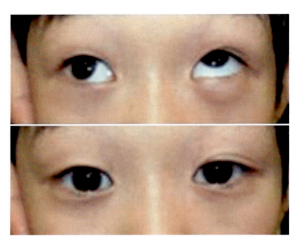

図 11. 右眼窩底骨折
第一眼位では斜視や複視はないが，右眼上転制限があり，上方視時に複視を自覚している．

エステラーゼ薬をまず行う．末梢性障害では原則として単眼性に障害されることが多いが，重症筋無力症，甲状腺眼症，慢性進行性外眼筋麻痺，Fisher 症候群においては，両眼性に障害されることがある．抗コリンエステラーゼ薬が無効あるいは副作用により継続困難な場合は，ステロイドの少量長期維持や免疫抑制剤（タクロリムス）が用いられる．ステロイド治療に抵抗する場合や10歳以上の全身型で胸腺肥大が認められる場合は，胸腺摘出が施行される．

後天発症の眼球運動障害と紛らわしい先天疾患

Duane 症候群は，先天性で非進行性の外転制限がみられ，内転時に瞼裂狭小および眼球後退を伴うことが特徴である（図10）．内転時に眼球の上下偏位（upshoot, down shoot）もみられることがある．代償性頭位として顔回しをしているが，頭位異常を矯正しても複視は訴えない．特徴的な所見から Duane 症候群と診断できれば，頭蓋内精査や血清生化学的検査は不要である．Duane 症候群の分類は，Ⅰ型は外転制限が主で内転時に瞼裂狭小および眼球後退を伴うもの，Ⅱ型は内転制限が主なもの，Ⅲ型は外転制限に加えて内転制限もみられるものである．内斜視や異常頭位が高度な場合や upshoot, downshoot が目立つ場合に手術適応がある．手術の第一選択は水平直筋の後転術である．Upshoot, downshoot に対しては，外直筋後転か外直筋の Y 字分割法を行う．内転時の眼球後退が著しい場合には，内直筋と外直筋の後転術を同時に行う．

Brown 症候群は，医原性のものについては先天性上斜筋麻痺の項でふれたが，先天性では，上斜筋の伸展障害により内下転制限をきたす疾患である．上転制限が強い症例では顎上げ頭位をとる．先天性 Brown 症候群は自然治癒傾向があるが，内転時の下転が著しく整容的に問題がある場合や頭位異常の高度な場合に手術適応があり，上斜筋腱の延長術が行われる．

眼窩底骨折

眼部の鈍的外傷により，急激な眼窩内圧の上昇が起こり，眼窩骨の脆弱部が折れると眼窩内の軟部組織が脱出する．後発部位は上顎骨と篩骨で，眼窩底がほとんどである．眼窩底骨折により外眼筋筋膜や眼窩隔膜，あるいは外眼筋が骨折線に嵌頓すると，眼球運動が制限され，筋の伸展が制限される．ときには，外眼筋の不全麻痺を合併することもある．小児の眼窩底骨折では，眼瞼腫脹や結膜下出血などの軟部組織の所見に乏しく，頭部外傷と間違われやすいことがある（white-eyed blowout fracture）．受傷後から疼痛，頭痛，眼球運動障害，複視，眼球運動痛，鼻出血，眼球陥凹，嘔気，嘔吐などを訴える．眼心臓反射が高度になると，徐脈や意識消失といった症状をきたすこともあり，診断を難しくすることがある．眼位は第一眼位が正位でも，上転制限により上方視時に下斜視を呈する（図11）．骨折の確認には眼窩部CTが有用である．水平断のみでなく，冠状断，矢状

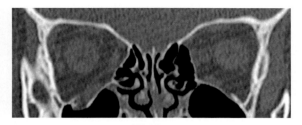

図 12.
CTにて右眼窩底骨折(trap door 型)があり,下直筋の偏位を認める.

断も撮影する.小児で骨折線が線状である liner 型や骨折線に組織が絞扼されている trap door 型が多く[8],骨折部の骨片転位や変形は目立たない.眼窩内容の脱出や筋腹の偏位に注目して骨折の有無を判断する(図12).外眼筋が骨折に嵌頓した絞扼型骨折では,絞扼が続くと壊死を起こし障害が不可逆性となるため,受傷後早期の外科的治療による整復を要する.

文 献

1) 初川嘉一,仁科幸子,菅澤 淳ほか:小児の間欠性外斜視に対する後転短縮術の治療成績 多施設共同研究.日眼会誌,**115**:440-446,2011.
2) Sato M:Resonance imaging and tendon anomaly associated with congenital superior oblique palsy. Am J Ophthalmol, **127**:379-387, 1999.
3) Komori M, Suzuki H, Hikoya A, et al:Evaluation of surgical strategy based on the intraoperative superior oblique tendon traction test. PLoS One, doi:10.1371/journal. pone. 0168245, 2016.
4) Burian HM, Miller JE:Comitant convergence strabismus with acute onset. Am J Ophthalmol, **45**:55-64, 1958.
5) 山寺克英,木村亜紀子,増田明子ほか:後天共同性内斜視の特徴と治療成績.眼臨紀,**10**:223-226,2017.
6) Lee HS, Park SW, Heo H:Acute acquired comitant esotropia related to excessive smartphone use. BMC Ophthalmol, **16**:37 doi 10.1186/s 12886-016-0213-5, 2016.
7) Buch H, Vinding T:Acute acquired comitant esotropia of childhood:a classification based on 48 children. Acta Ophthalmol, **93**:568-574, 2015.
8) 椎葉義人,門屋講司,鈴木利根ほか:18歳以下の眼窩底骨折症例検討.眼臨紀,**7**:372-375,2014.

特集／複視を診たらどうするか

高齢者の複視

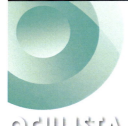

大平明彦*

Key Words : 複視(diplopia)，眼筋麻痺(ophthalmoplegia)，拘束性眼球運動障害(restrictive ophthalmoplegia)，加齢関連開散不全型内斜視(age-related divergence insufficiency esotropia)，小角度上下斜視(small-angle hypertropia)，眼垂れ下がり症候群(sagging eye syndrome)

Abstract : 高齢者に多い，複視を生じる疾患としては，麻痺性眼球運動障害，小角度上下斜視，開散不全，輻湊不全，拘束性(甲状腺眼症など)眼球運動障害がある．その発症頻度も60歳以降に急に多くなる．麻痺性眼球運動障害では，血管性(虚血性)のものが多く，典型的特徴として，基礎疾患(糖尿病・高血圧)があり，急性発症で，進行性がない，単神経麻痺で予後良好なことが挙げられる．重症筋無力症や甲状腺眼症も，特有の問診，臨床所見から診断可能である．近年多くなっているのが，潜在性に発症する小角度斜視である．開散不全型内斜視や小角度上下斜視が，加齢関連斜視として注目されている．

高齢者の複視の原因について

高齢者が複視を訴えて受診した場合，最初に確認しなければならないのは，単眼性複視との鑑別である．白内障の進行とともに乱視が大きくなり，2重視や3重視を生じて来院する例が，案外ある．それは片眼ずつの遮蔽で見え方を確認し，適切な矯正でかなりの部分が解決する問題である．本稿では本来の複視，すなわち両眼性複視について論述する．

(両眼性)複視を生じる原因としての疾患分類について，特に高齢者に多いものに関しての統計は少ない．20歳以降の753例の10歳ごとの統計として発表[1]されたものをみると，50歳以降では麻痺性眼球運動障害，輻湊不全，小角度上下斜視，開散不全，拘束性(甲状腺眼症など)眼球運動障害が多い．発症頻度も60歳以降に急に高くなっている．13歳以降の上下斜視に関する報告[2]では，多い順に，先天滑車神経麻痺，甲状腺眼症，後天滑車神経麻痺，眼窩壁骨折である．これらの疾患を大別すると麻痺性の疾患(opthalmoplegia)と斜視(strabismus)に大別できる．それらの特徴と鑑別について述べるが，本誌の他稿と重なる部分も多いので適宜参照いただきたい．

麻痺性斜視

次項(拘束性眼球運動障害，拘束性斜視)とあわせて"眼筋麻痺(ophthalmoplegia)"と称される状態である．眼球運動神経(末梢神経)麻痺によるもの，眼球運動関連中枢神経の異常によるもの以外に，重症筋無力症や眼筋ミオパチーが含まれる．

1．神経障害

眼球運動に関する末梢神経(動眼，滑車，外転神経)，中枢神経の障害により複視が生じうる．

この末梢神経障害で高齢者に多い原因としては，高血圧や糖尿病による血管障害(虚血性眼球運動神経麻痺)がある．この危険因子を持ち，急性・亜急性の発症(その場合，通常発症時間が特定

* Akihiko OOHIRA, 〒114-0052　東京都大田区蒲田4-22-11　若葉眼科病院，院長

される；起床時，あるいは午前中の何かをしている時など）で，単独神経麻痺であれば血管障害である可能性が高くなる．血管障害による末梢神経麻痺では，急性期以降は症状の変動がなく，3か月くらいで回復期に入り，ほとんどの例で複視も消失するという良性の経過をたどる．脳幹部内の末梢神経部分でない限り MRI などの画像診断では通常は異常が見つからない．そのこともあり，初期には十分な問診と一定の検査を済ませ，他の原因を否定することが勧められる[3]．

具体的には，問診では，発症様式（急性か慢性か，進行性の有無，風邪・下痢など前駆症状の有無），日内変動の有無，原因疾患となり得る危険因子（糖尿病，高血圧，外傷，副鼻腔炎や悪性腫瘍の既往など）の有無および他の自覚症状（眼瞼・顔面の異常，視力障害，頭痛など）を聞く．視診により眼球運動制限の程度をみて，どの外眼筋の運動制限（麻痺）か判定する．複視の性状や Hess チャートなどで，その判定を裏づける．眼瞼（形態・位置・運動・筋力），瞳孔（径・対光反応・近見反応：左右差も），結膜（特異な充血・浮腫など），眼圧・前房・眼底の所見をとり，必要に応じて眼球突出度や角膜・皮膚知覚を検査する．血圧を測定し，血液検査として，血糖，HbA1c，総コレステロール，血算，甲状腺関連検査（抗 TSH レセプター抗体，抗サイログロブリン抗体，抗 TPO 抗体，freeT4，TSH），抗アセチルコリンレセプター抗体（抗 AChR 抗体），CRP，抗核抗体，ACE，梅毒 RPR 定性，状況により IgG4，抗 GQ1b 抗体，C-ANCA，P-ANCA を検査する．画像検査は動眼神経麻痺（脳動脈瘤）以外はあわてないので，何を狙って，特にどの部位を狙って実施するのか方針が決まってから申し込むとよい．前述のごとく，血管障害が原因として明らかであれば，MRI なしでしばらく経過観察し，3か月経過しても回復傾向がなければ，念のため MRI を申し込む考えもある．

次に，中枢性の眼球運動障害による複視についてである．上位中枢障害でむき運動の障害（注視麻痺）を生じるだけでは複視は出ないのが原則で

ある．上位中枢障害でも脳幹部障害，特に核間麻痺や各運動神経核を含む障害では左右眼間の対称性が崩れて複視を自覚する．あるいは，斜偏位（skew deviation）のように上下斜視と区別しにくい中枢神経障害もある．輻湊・開散系の異常（輻湊痙攣や中脳水道症候群での偽外転神経麻痺を含む）でも複視を自覚するが，非常に稀である．これらの疾患は，麻痺の性状が眼窩疾患や末梢神経麻痺で説明できないときに検討することになる．MRI などの画像診断も重要になり，一般眼科医の範疇を超えた点が多いので，興味のある方は成書を参照していただきたい．

後遺症として麻痺性斜視が残存すれば，斜視手術やプリズム眼鏡の適応を検討すべきである．具体的には本誌の「複視の治療」の稿を参照していただきたい．

鑑別診断で問題となることの多い疾患が2つある．次に述べる重症筋無力症と甲状腺眼症である．そのため，血液検査でこの2疾患に関する検査項目も最初から実施しておいたほうがよいと考えている．

2. 重症筋無力症（myasthenia gravis）

神経-筋接合部障害である重症筋無力症も，小児期を過ぎると発症数が少なくなるが，中年以降に再び多くなる．眼症状としては眼瞼下垂と複視がみられ，その特徴として易疲労性や日内変動がある．易疲労性は，安静により症状が寛解する現象だが，特に眼瞼下垂に出現し判定もしやすい．眼筋に異常が限局されているのを眼筋型と称す．眼筋型から全身型に移行するのは2年以内が多いので患者にも注意を促す必要がある．胸腺腫の合併が高齢者に多いが，その場合は胸腺摘出術も検討が必要になる．診断は問診で日内変動（朝は良いが夕方になるにつれ悪化）を確認し，検査中にも易疲労性がないか注意する．易疲労性は眼瞼下垂がわかりやすく，眼球運動制限の有無を調べるために周辺視を繰り返す間に下垂の程度が変動したり，しばらく下方視させた後，急に正面視させると眼瞼が瞬間的に挙上された状態になったり，

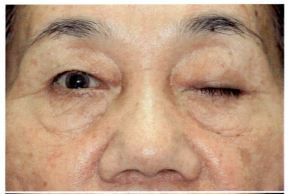
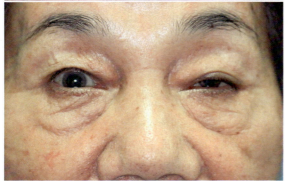

図 1. 重症筋無力症：エドロフォニウム
　　　（テンシロン）テスト（78歳）　　$\frac{a}{b}$
主訴：左眼瞼下垂．胸腺腫あり
a：テスト前
b：テスト直後で眼瞼下垂が改善している．

上方視をしばらく持続させると段々下垂がひどくなったりするので判定できる．検査としては，アイステスト（ice test），エドロフォニウム（抗コリンエステラーゼ剤）テスト，血液検査（抗アセチルコリン受容体抗体などの自己抗体），CT 検査（胸腺腫の有無）がある．アイステストは，左右でより眼瞼下垂が高度な側の眼瞼を保冷剤などで 2 分冷却した後，眼瞼下垂の程度を反対眼とともに評価する安全性の高い検査法である．反対眼と比べ，相対的に 2 mm 以上挙上していれば陽性とする．効果は 1 分も続かないので，検査前後で写真を撮って比較するのも良い方法である．エドロフォニウムテストは，以前は同効の他薬を使用し，テンシロンテストと呼び慣れていたものである．エドロフォニウム（商品名アンチレックス）は，副交感神経も刺激するため高齢者に多い閉塞性尿路疾患患者には禁忌であり，過敏な方は徐脈・血圧低下を生じることがあるので心疾患患者にも注意を

払う必要がある．1 A（10 mg）を注射用生食で 10 ml に希釈し，最初に 0.5 ml 静注して過敏性の有無確認後 2 ml 静注し，30 秒以内に反応がなければさらに 1〜2 ml ずつ静注する（筆者は 5 ml 以上使用した経験がない）．図 1 のごとく眼瞼下垂は反応しやすく，判定もしやすいが，眼球運動制限（複視）は判定が難しい．偽陽性もあるので，明瞭な反応のみを陽性とする気持ちで臨むとよい．効果は 5 分以内に消失する．なお，正常人でも眼瞼に細かな震えが出たり涙液が多くなる反応はよくみられ，陽性所見ではない．

治　療：胸腺腫のある患者は眼筋型でも摘出術の適応である．内科的治療は，抗コリンエステラーゼ剤（商品名メスチノンなど），ステロイド剤，タクロリムス（商品名プログラフ）がある．抗コリンエステラーゼ剤は対症療法としての使用になり，眼瞼下垂だけの患者には使いやすいが，複視患者には補助的に使用することになる．タクロリムスは最近認可された薬剤で，特に糖尿病を併発している患者には有用である．具体的な治療法に関しては，文献 4 を参照していただきたい．

拘束性眼球運動障害
（restrictive ophthalmoplegia），拘束性斜視

甲状腺眼症による外眼筋障害や，眼窩壁骨折・眼窩手術により筋肉自体や筋周囲組織が牽引固定されたための運動制限などがある．診断には問診，眼瞼・眼窩観察，眼球牽引試験，眼窩画像検査が役立つ．

1．甲状腺眼症（dysthyroid ophthalmopathy, thyroid associated ophthalmopathy）

高齢患者は若年者に比べ，眼瞼症状や眼球突出が比較的軽く，外眼筋肥大（複視）が比較的多いので，末梢性眼球運動神経麻痺と間違われやすい．診断は眼所見・血液検査・MRI 検査で行う．

眼所見：初期は眼瞼腫脹が若年者に比べ軽く出現し，それと同時かその後で眼瞼後退や lid-lag が出現してくることが多い．眼球運動制限は下直

筋伸展障害による上転制限が多く，ついで外転制限の順である．伸展障害は眼球牽引試験で判定できる．血液検査で，抗TSH受容体抗体(TRAb：あるいはその刺激抗体TSAb)が高値であり，freeT4の高値やTSH低値を伴うことが多い．MRIでは外眼筋肥大が検出できる．特に脂肪抑制T2強調やSTIR法での高信号(図2)は，外眼筋での活動性を反映しているといわれている．治療はステロイド剤(局所，全身投与)と放射線が挙げられている．自己免疫疾患であるため自然治癒傾向があるがplaceboを使った報告がほとんどなく，複視に対する治療効果の程度自体が軽く副作用との兼ね合いが難しいなど，これらの治療法の評価が十分定まっていない．2017年に入り，teprotumumabというinsulin-like growth factor I 受容体に対するモノクローナル阻害抗体を使った治療成績が発表[5]された．Placeboを使用した研究で，糖尿病患者では高血糖になるという副作用はあるものの，かなりの効果が出ており，今後が非常に注目される．本症で複視が残れば，一時的にはプリズム眼鏡で，長期的には斜視手術で改善ができる．

輻湊不全・開散不全とそれらの麻痺

1. 輻湊不全(convergence insufficiency)

輻湊不全とは，遠方視では眼位異常がなく，近方視で輻湊機能の低下により外斜視となり交差性複視を自覚する状態である．加齢により輻湊機能は低下することが知られており，多くの場合，生来の輻湊低機能者が加齢によりさらに低下して複視が顕在化することが考えられる．数としては，小児期にすでに複視を自覚しはじめている例が多い．診断上，遠見・近見の眼位差が10Δ以上あることを目安にする考えもある．あるいは，他覚的輻湊近点(近づく視標を追従運動できていると他覚的に判断される限界距離)と自覚的輻湊近点(赤ガラスを片眼の前に置き，近づくペンライトを単一視できる限界距離)の解離を診断根拠にする考えもある．頭部への衝撃を繰り返すと発生しやすく，高齢者には関係ないが，アメフト，サッカー

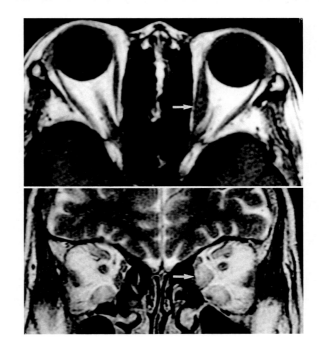

図2．甲状腺眼症の眼窩MRI
a：T1強調軸位断で，左眼内直筋(矢印)が眼窩後側で特に肥大しているのが特徴
b：T2強調の前額断．両眼下直筋と左眼内直筋が肥大し，高信号となっているのが右眼内直筋と比べるとよくわかる．

等のスポーツ関係者は注意すべきである[6]．診断は，まず麻痺性の要素が否定できることを確認する必要がある．本症では，開散不全もそうだが，肉眼的に見てわかる運動制限を生じない．運動制限(内転制限)があれば，他疾患を考えるべきである．複視の特徴は，遠見視では，どの方向を見ても複視を生じないことである．近見で交差性複視があり，どの方向を見ても視距離が同じであれば複視の程度(複像間の距離)はほぼ同じであることが挙げられる．

治療としては，輻湊訓練は年少者には勧められているが，高齢者には効果不明である．高齢のパーキンソン病患者には輻湊不全はよく認められる．遠方視で外斜位(視)があれば，そのぶんの斜視手術で改善可能なので，積極的に考えるべきである．高齢者には遠方視での小角度間欠性外斜視に輻湊不全を伴っている例が散見される．近くの本や新聞は片目を閉じて読んで(見て)いたのが，最近は外出しても車が2つに見え，歩行に危険を感じるようになり受診するというパターンである．プリ

ズム眼鏡でも満足される場合が多いが，将来さらに悪化する可能性や手術の適応については説明しておくべきである．

2．開散不全(divergence insufficiency)

開散不全は，近方視では複視がなく，遠方視で内斜視となり同側性複視を自覚する状態である．開散麻痺とは病態が異なる[7]．50歳代から急に増えてくる[1]．遠方視と近方視の眼位差が 10Δ 以上あることを定義とすることが多いが，量的な差は気にしない考えもある．両側外転神経不全麻痺との鑑別は，麻痺の場合，複視を正面視と側方視で比べると，明らかに側方視で悪化することによる．手術的治療が根治的だが，プリズム眼鏡でも満足される場合も多い．高齢化に伴い近年増加している可能性がある(詳しくは次項「加齢関連斜視」参照)．

3．輻湊麻痺・開散麻痺

輻湊麻痺・開散麻痺はごく稀な疾患であり，診断も難しい．両者とも視距離が一定であれば，視方向による複視の変動はあってもわずかなのが原則である．単眼性の運動では制限はない．輻湊麻痺の場合は 1 m 余り先から手前まで交差性複視を自覚する．それより遠方では，周辺視を含め複視は自覚しない．開散麻痺[7]は輻湊麻痺を合併するのが通例で，その場合は眼前 40 cm 前後で複視のない領域があるが，それよりも遠方では同側性複視近方では交差性複視を認める．もちろん，外転神経不全麻痺(正面視よりも側方視で複視が明瞭に悪化)を否定する必要がある．内斜視を誤って開散麻痺として報告した事例もある．

加齢関連斜視(age-related strabismus)

高齢で斜視を発症する機序としては，従来，加齢に伴い中枢神経系での代償作用が低下し，斜位の状態で潜在化していた眼位異常が顕在化することが考えられていた．最近，外眼筋の走行を支持する靱帯(プーリー)に加齢変化を生じた結果，外眼筋の位置(牽引方向)に偏位を生じることがわかってきた．この偏位が大きくなることによる斜視(sagging eye syndrome[8]：眼垂れ下がり症候群)の発生が報告されている．Sagging eye syndromeの評価が定まるまでは，高齢者の斜視の分類法も落ち着かないと考えられる．ただ，プーリーの加齢変化で発生する斜視角は小角度だと考えられるので，大角度の斜視は大きな角度の斜位が代償不全に陥ったものが多いと推定される．

1．代償不全による大角度上下斜視

高齢発症斜視の中では，最後に述べる小角度斜視に比べ大角度斜視の患者数は少ない．大角度上下斜視の中で代表的な例は，先天上斜筋麻痺の代償不全である．高齢になる前に代償不全となり複視を自覚していることが多い．正面視で 10 度前後の上下斜視角を持ち，上下の融像幅も広い[9]．問診では，間欠的に上下複視を自覚していたこと，若い頃から下斜視眼側への頭部傾斜傾向があったことを聞き出すことが重要である．Bielschowsky頭部傾斜試験は明瞭に陽性に出る．両側方視での上下斜視角を比べると下斜視眼側への注視時に大きくなること，上斜視眼の下斜筋過動・上斜筋の運動制限が認められることなどが参考になる．眼底では外方回旋を認めることが多いが，回旋斜視の自覚は相対的に軽い．眼窩前額断 MRIで上斜筋の萎縮を認める(図 3)のが参考にはなる．以上の特徴を踏まえれば，診断は比較的容易である．治療は手術が勧められるが，やむを得ない場合はプリズム眼鏡装用になる．どちらの方法でも，融像幅が広いので，低矯正でも喜ばれる．むしろ過矯正にならないように注意すべきである．

先天上斜筋麻痺以外の大角度の上下斜視が，加齢による代償不全で高齢になり初めて顕在化する例は非常に稀だと経験上考えている．その場合，かつては完全に代償されていた証として，上下の融像幅が正常よりも明らかに良好であることを検出するとよい．例えば小角度の上下プリズムで複視が消失すれば，その残余分の融像能力が少なくともあることになる．ただ，間欠性外斜視に伴う比較的大角度上下斜視の高齢発症患者はときに見

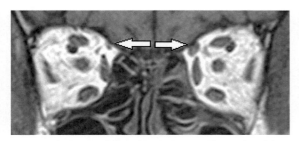

図 3. 右先天上斜筋麻痺の眼窩 MRI 前額断（75 歳）
頭部傾斜は若いときからだが，複視は最近気づいた．
左に比べ右上斜筋が細く萎縮している．

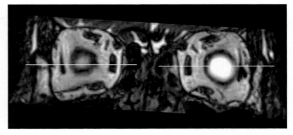

図 4. Sagging eye syndrome 患者の眼窩 MRI 前額断
（79 歳）
左眼下斜視．大脳半球を左右に分割する線を鉛直
方向の基準とし水平方向を定めたため，画像を傾
けている．内直筋の断面の重心を通る水平線を各
眼に引いている．左眼の外直筋が右眼よりも下方
にある点で sagging eye syndrome による左下斜
視の理論と一致している．

かける．やはり基本は斜視手術で治療することに
なる．

2．代償不全による大角度水平斜視，強度近視による固定内斜視

大角度外斜視は，代償不全になっても間欠性を
保っている時期が長いのが通例で，発症時期も相
対的に若い．しかし，近親者に確認しても，高齢
になってから初めて間欠性外斜視と複視を急性発
症した例も経験している．他に，輻湊不全型間欠
性外斜視は，通常遠見では小角度外斜視であり本
人もつらさを訴えない．近見での相対的大角度外
斜視による複視がつらくて，高齢になり受診する
ことになる．

大角度内斜視は間欠性を保てる期間は短く，複
視を伴う急性恒常性内斜視の形で受診するが，高
齢での発症はごく稀と考えられる．強度近視に伴
う進行性の内斜視は最終的には固定内斜視となる
ことが多い．ゆっくりと進行するため比較的高齢
者が固定内斜視の状態になっている．固定内斜視
でも外直筋プーリーが下方偏位するが，強度近視
患者の sagging eye syndrome とは異なる点があ
るので，よく鑑別して手術法も注意すべきだと指
摘[10]されている．

3．加齢に伴う小角度斜視

加齢に伴う小角度の斜視の特徴の 1 つは，潜在
性の発症である[11]．条件が悪いとき（例えば暗い
夜間や疲労時）に短時間（数分以内）自覚すること
で始まることが多く，輻湊不全以外は間欠期（複
視のない期間）が長いので正確な発症時期を本人
も覚えていない場合が多い．上下斜視でも開散不
全型内斜視でも，斜視角度が小さいので周囲の人
も気づかない．複視の頻度と持続時間が悪化して
初めて受診することが多く，発症時期が曖昧とな
る．近見時に複視を自覚する輻湊不全型の外斜視
患者は，遠見での斜視角は小さいので，初診時に
は遠見外斜視がまだ十分代償されていることが多
い．

小角度斜視の成因については，加齢に伴う中枢
性の変化（代償不全）による可能性とは別に，末梢
（眼窩内）での加齢変化の可能性も注目されてい
る．後者の sagging eye syndrome[8]に関してはま
だ診断基準も曖昧なままである．加齢により眼軸
に対して外直筋プーリーも内直筋プーリーも下方
偏位してくるが，外直筋のほうがより偏位してい
るのが主原因となり（図 4），外転力が低下し内斜
視となり，外方回旋偏位も生じ，その偏位程度が
左右眼間に差があれば上下ずれも生じると報告さ
れている．内斜視は開散不全型になり，上下斜視
はより外直筋下方偏位のある側が下斜位になると
の報告がある．

治療法としては，まずプリズム眼鏡で様子を見
ることが多い．それに満足できなければ斜視手術
を実施することになる．加齢関連開散不全型内斜
視（age-related divergence insufficiency esotropia）では通常の内直筋後転量では効果が不足しが
ちであるとの報告[12)13)]が多い．上下斜視では小角
度の斜視（small-angle hypertropia）が多いので，
外眼筋付着部での部分切腱術が患者負担が少なく
て良いとの報告[14]もある．

Sagging eye syndrome が加齢に伴う小角度斜

視のうちに占めている割合は不明だが，今後も注
目される考えである．

文 献

1) Martinez-Thompson JM, Diehl NN, Holmes JM, et al：Incidence, types, and lifetime risk of adult-onset strabismus. Ophthalmology, **121**：877-882, 2014.

2) Tamhankar MA, Kim JH, Ying GS, et al：Adult hypertropia, a guide to diagnostic evaluation based on review of 300 patients. Eye, **25**：91-96, 2011.

3) Tamhankar MA, Biousse V, Ying GS, et al：Isolated third, fourth, and sixth cranial nerve palsies from presumed microvascular versus other causes, a prospective study. Ophthalmol, **120**：2264-2269, 2013.

4) 三村　治：重症筋無力症．眼科臨床エキスパート　知っておきたい神経眼科診療（三村　治，谷原秀信編），医学書院，pp. 331-340，2016.
   Summary　本書全体が最新の神経眼科的知識を網羅しており，入門書および参考書として勧められる．

5) Smith TJ, Kahaly GJ, Ezra DG, et al：Teprotumumab for thyroid associated ophthalmopathy. N Eng J Med, **376**：1748-1761, 2017.

6) Kawata K, Rubin LH, Lee JH, et al：Association of football subconcussive head impacts with ocular near point of convergence. JAMA Ophthalmol, **134**：763-769, 2016.

7) 大平明彦，吉田直子：開散麻痺と開散不全．眼臨，**90**：1204-1207，1996.

8) Chaudhuri Z, Demer JL：Sagging eye syndrome, connecting tissue involution as a cause of horizontal and vertical strabismus in older patients. JAMA Ophthalmol, **131**：619-625, 2013.
   Summary　Sagging eye syndrome に関心のある方には，基本文献として重要.

9) 嶋田祐子，木村亜紀子，嶌岡　文ほか：代償不全性上斜筋麻痺および後天滑車神経麻痺の垂直・回旋融像域の検討．眼臨紀，**6**：116-119，2013.

10) Tan RJ, Demer JL：Heavy eye syndrome versus sagging eye syndrome in high myopia. J AAPOS, **19**：500-506, 2015.

11) 大平明彦：50 歳以上の高齢者にみられた加齢による斜視の長期観察．日眼会誌，**119**：619-624，2015.

12) Repka MX, Downing E：Characteristics and surgical results in patients with age-related divergence insufficiency esotropia. J AAPOS, **18**：370-373, 2014.

13) Ridley-Lane M, Lane E, Yeager LB, et al：Adult-onset chronic divergence insufficiency esotropia, clinical features and response to surgery. J AAPOS, **20**：117-120, 2016.

14) Singh J, Choi CS, Bahl R, et al：Partial tendon recession for small-angle vertical strabismus. J AAPOS, **20**：392-395, 2016.

特集/複視を診たらどうするか

めまいを伴う眼球運動障害

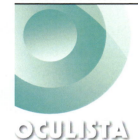

津田浩昌*

Key Words : Fisher 症候群 (Fisher syndrome), Wernicke 脳症 (Wernicke encephalopathy), 延髄外側梗塞 (lateral medullary infarction), 斜偏位 (skew deviation), 側方突進現象 (body lateropulsion)

Abstract: 急性発症の核上性眼球運動障害には，めまい症状を伴うことが多い．斜偏位は，脳幹，小脳，視床のいずれの病変でも起こりうる症候である．Ocular tilt reaction では，前庭神経から内側縦束を通過し対側の Cajal 間質核へ至る経路または小脳の病変が示唆される．核間麻痺は内側縦束の病変により発症し，側方突進現象を随伴しやすい．末梢性の眼球運動障害では，動眼神経部分麻痺は中脳病変が示唆される症候であり，めまいを随伴することが多い．また，外転神経単独麻痺であっても，橋病変を否定する根拠にはなりえない．左右対称性の眼球運動障害では，Fisher 症候群または Wernicke 脳症をまず疑う必要がある．しかし，両側性核間麻痺では，高齢者では橋梗塞，若年者では多発性硬化症に起因することが多い．

はじめに

めまいは，自覚症状から回転性めまい (vertigo) と浮動性めまい (dizziness) に大別される．回転性めまいは，前庭・小脳系の障害により発症する．これに対し，浮動性めまいは前庭・小脳系の障害の他にも，睡眠不足，酩酊，過労，貧血，低栄養，薬剤性なども原因になりうる．

眼球運動障害は，末梢性か核上性かにより鑑別すべき疾患が異なる．核上性眼球運動障害では，めまい症状を伴うことが多い．しかし，末梢性眼球運動障害であっても，めまいを伴う場合は脳幹病変を疑う必要がある．また，急性発症で左右対称性の眼球運動障害では，Fisher 症候群，Wernicke 脳症，橋被蓋梗塞，多発性硬化症が鑑別疾患に挙げられる．

体幹失調の場合にも，患者は「めまい」を訴えることがある．特に，筋力が保たれているにも関わらず不随意に体幹が一側へ傾いてしまう側方突進現象 (body lateropulsion：以下，BL) は，体幹失調の1型であり，責任病巣の同定に役立つ症候である[1〜3]．

以上を踏まえ，急性疾患に起因する，めまいと眼球運動障害を併発しうる病態について概説する．

めまい症状を伴いやすい眼球運動障害

1．斜偏位 (skew deviation)

核上性病変に起因する眼球の上下偏位であり，眼球運動の制限は伴わない．斜偏位では，前庭眼反射の障害により，患者は頭位変換時に動揺視や浮動性めまいを自覚することが多い．加島ら[4]は，斜偏位を共働型，単筋麻痺型，交代型の3型に分類した．それぞれ，comitant, incomitant, alternating[5]に相当する．共働型斜偏位は，各注視方向で眼球の上下偏位がほぼ一定である．単筋麻痺型では，各注視方向で上下偏位があるものの，いずれか単一の垂直筋が作用する方向での著明な

* Hiromasa TSUDA, 〒173-0015 東京都板橋区栄町33-1 東京都保健医療公社豊島病院神経内科，医長

偏位がみられる．急性発症の共働型斜偏位では，治癒過程で単筋麻痺型に移行することがある．

共働型斜偏位は，視床，脳幹，小脳のいずれでも起こりうるため，それのみで責任病巣を特定することはできない．また，交代型斜偏位は，両側性の脳幹病変に好発する症候である．特に急性発症の交代型斜偏位は，広範な脳幹または小脳の脳血管障害に起因することが多いので注意を要する．これに対し，脊髄小脳変性症やアルコール性小脳萎縮症のような慢性進行性の疾患に伴う交代型斜偏位では，患者が垂直性複視を自覚することは稀である．

2．Ocular tilt reaction（OTR）

斜偏位，両眼球の回旋偏位，頸部傾斜がOTRの三徴候である[6]．OTRでは，卵形嚢から前庭神経，前庭神経核，内側縦束を通過し対側のCajal間質核に至る経路，または小脳の病変が示唆される．両眼球の回旋偏位は，マドックス杆（Maddox rod）で定性的に検出できる．前庭神経および前庭神経核の障害では，回転性めまい，眼振，同側へのBLが起きる．また，内側縦束の病変では，OTRと核間麻痺が併発しうる．

3．核間麻痺

橋下部の外転神経核から対側の動眼神経核へ至る内側縦束の障害により，核間麻痺が発症する．核間麻痺に伴うBLは，責任病巣の同定に役立つ症候である（後述）．両側性内側縦束の障害で発症する両側性核間麻痺は，高齢者では橋被蓋梗塞，若年者では多発性硬化症に起因する可能性が高い[7]．

めまいを伴う眼球運動障害の責任病巣

1．中　脳

動眼神経部分麻痺は中脳の動眼神経髄内線維束の病変に好発する症候であり，BLを伴うことがある．Baehringら[8]は，一側中脳上部内側のラクナ梗塞により，同側の動眼神経部分麻痺と対側へのBLを呈した症例を報告し，BLの責任病巣が赤核よりも吻側かつ背内側にあると推定してい

る．Leeら[9]は，一側中脳上部梗塞により，対側へのBLと同側動眼神経麻痺を呈した症例により，BLの責任病巣をascending vestibulothalamic and/orまたはcerebellothalamic pathwayと推定している．病巣が動眼神経髄内線維束だけでなく，内側縦束吻側間質核に及んでいれば，動眼神経麻痺と垂直注視麻痺が併発しうる（図1）[10]．また，多彩な眼症状を呈するParinaud症候群は，中脳-視床移行部の病変により発症する（図2）．

2．橋

めまいを随伴する急性発症の外転神経単独麻痺では，橋病変を疑う必要がある（図3）．

核間麻痺には，BLが伴うことが多い．橋におけるBLの責任病巣は，ascending graviceptive pathway（GP）と考えられている．GPは延髄の前庭神経核を起点とし，橋で正中交叉した後に対側の中脳のCajal間質核へ至るが，その正確な走行は未解明である．

Yiら[11]は，BLを呈した橋梗塞の8例を報告した．そのうち橋上部梗塞の5例全例で，梗塞巣と対側へのBLがみられた．さらにYiら[11]は，橋中部および下部の梗塞で対側へのBLを呈した症例と橋下部梗塞で同側へのBLを呈した症例に基づき，GPは橋下部の前庭神経核レベルで正中交叉すると述べた．和田ら[12]は橋上部の一側性血管病変により対側へのBLを呈した2例，Okamuraら[13]は橋下部の一側性梗塞により対側へのisolated BLを呈した症例をそれぞれ報告し，「GPが橋下部前庭神経核レベルで正中交叉する」というYiらの仮説[11]に同意している．筆者は，対側へのBL・対側の上肢感覚障害を呈した橋中部[14]および橋下部梗塞[15]の症例に基づき，橋中部および橋下部ではGPが内側毛帯の近傍に位置すると提唱した．

Yiら[11]は，橋上部梗塞5例中4例に梗塞巣と対側へのBLと同側の核間麻痺がみられたことから，橋上部においてGPは内側縦束に隣接していると述べた．筆者[16]は，橋上部梗塞により対側へのBLと同側の核間麻痺を呈した2例を報告し，

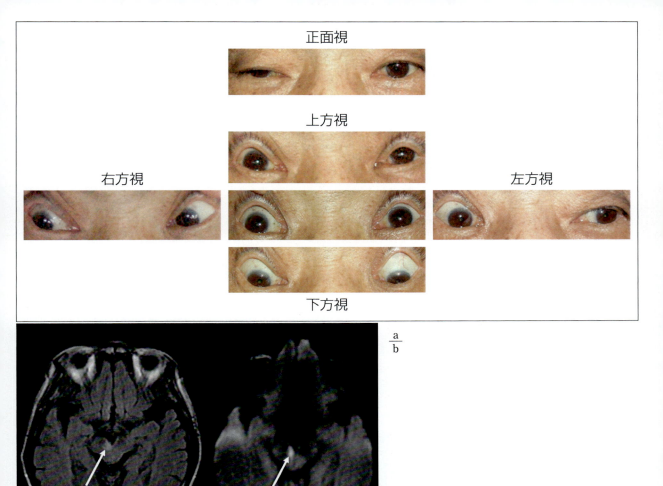

図 1.
a：右動眼神経と上方注視麻痺の合併（文献 9 より）
b：頭部 MRI（左：拡散強調画像, 右：FLAIR 画像）左視床穿通動脈領域の急性期梗塞（↑）（文献 10 より）

Yiらの説[11]を支持している．さらに，橋上部梗塞により対側へのBLと対側の三叉神経領域の温度覚・痛覚障害を呈した症例に基づき，筆者[17]は橋上部においてBLは腹側三叉神経視床路の背側に位置すると報告した．以上から，橋上部において，GPは腹側三叉神経視床路と内側縦束の間を走行すると推定される．

3．延髄外側

延髄外側に発症する急性病変は，梗塞以外はきわめて稀である．延髄外側梗塞では，斜偏位，OTR，眼振，回転性めまい，ocular lateropulsion，Horner症候群，球麻痺，顔面の感覚障害，顔面神経麻痺，対側体幹および上下肢の温度覚・痛覚障害などが複合的にみられる．延髄外側梗塞の発症初期には頭部MRIで病変が検出されにくいが，特徴的な神経症状により臨床診断は困難ではない．さらに後頭部または後頸部の疼痛を伴えば，椎骨動脈解離が疑われる．

延髄外側梗塞に伴う眼球運動障害は，斜偏位またはOTRに起因する．前庭神経核の障害により，斜偏位，OTR，眼振，回転性めまい，ocular lateropulsionが起こりうる．梗塞巣が前庭神経核に

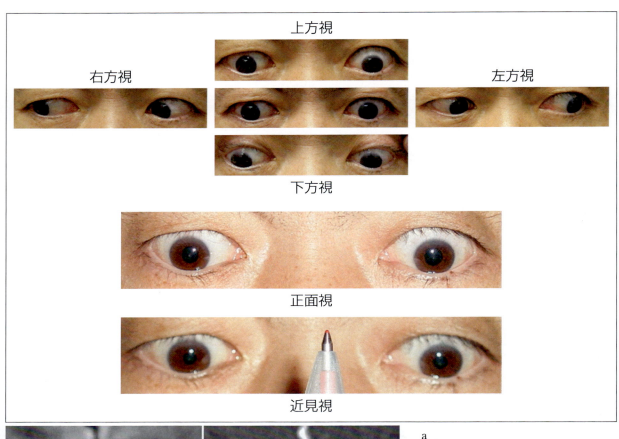

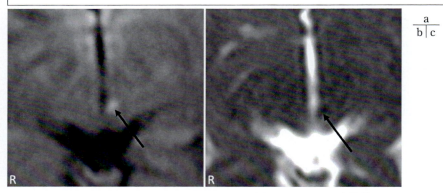

図 2. Parinaud 症候群
a：眼瞼後退，垂直注視麻痺，左が下転眼の共働型斜偏位，輻湊麻痺，対光-近見反応解離
b，c：頭部 MRI（b：拡散強調画像，c：ADC map）．左中脳視床移行部の急性期梗塞（↑）

限局した延髄外側梗塞の症例も報告されている[18]ので，注意を要する．

回転性めまい，OTR，ocular lateropulsion，眼振，BL などの症状は，小脳と密接に協調して平衡と姿勢の調節機序に関与する前庭神経核の障害に起因する[1)2)]．ただし，BL は延髄外側の病変では，前庭神経核，背側脊髄小脳路，外側前庭脊髄路のいずれかの障害により起こりうる[1)2)]．外側前庭脊髄路は，前庭神経核を起点とし，同側の各身体部位に対応した配列をもつ線維系であり，脊髄前索の外側部を通り脊髄の最下部に至る．外側前庭脊髄路を通過するインパルスにより，伸筋反射が促通される．背側脊髄小脳路は，第二腰椎から第一胸椎に対応した固有覚の経路である．

4．小 脳

小脳病変では，斜偏位または OTR[19)20)]により，

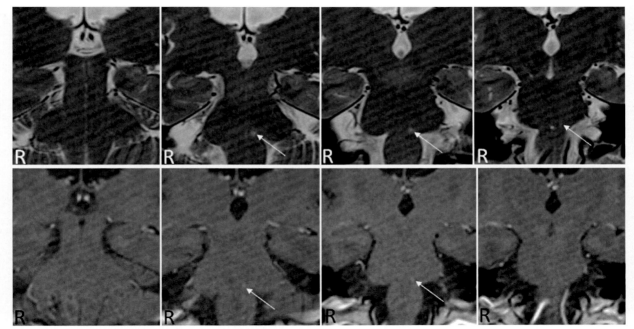

図 3. Clinically isolated syndrome 頭部 MRI（上段：T2 強調画像，下段：T1 強調画像-ガドリニウム造影）
髄内の左外転神経に限局した脱髄性病変（↑）

患者が垂直性複視を訴えることがある．特に急性発症の両側性小脳虫部病変では，交代型斜偏位が起こりうる[21]．

めまいと両側性眼球運動障害を呈する疾患

1. Fisher 症候群[22]

左右対称性の眼球運動障害，失調，腱反射低下もしくは消失を三徴候とする自己免疫機序による急性疾患である．感冒様症状，胃腸症状などの，先行感染がみられることが多い．また，眼球運動障害は典型的には両側性全外眼筋麻痺となるが，眼瞼下垂，眼瞼後退（びっくり眼），enhanced ptosis，瞳孔異常も起こりうる．そのほかに両側性顔面神経麻痺，四肢の軽度筋力低下や感覚障害を伴うこともある．患者は，浮動性めまいを訴えることが多い．神経症状は 1～2 週間かけて進行した後に，自然経過で改善に向かうという単相性の経過をとる．大多数の症例で後遺症はない．血清抗 GQ1b 抗体陽性例が多い．髄液検査では蛋白細胞解離がみられるが，発症早期にはその限りではない．頭部 MRI で異常所見はみられない．

2. Bickerstaff 型脳幹脳炎[22]

比較的稀な Fisher 症候群の類縁疾患であり，意識障害，左右対称性の眼球運動障害，失調，球麻痺型嚥下障害，Babinski 反射陽性がみられる．重症例では，人工呼吸器管理を要することがある．血清抗 GQ1b 抗体の陽性率は，Fisher 症候群よりも低い．頭部 MRI で異常所見はみられない．急性期に免疫グロブリン大量療法，血液浄化療法，ステロイドパルス療法が施行されることが多いが，いずれも有効性は確立されてはいない．

3. Wernicke 脳症

ビタミン B_1（VB_1）欠乏に起因する，意識障害，眼球運動障害，失調を三徴候とする急性疾患である．Wernicke 脳症が進行すれば三徴候を呈するが，2.1% は眼球運動障害のみ，1.0% は失調のみで初発することに注意を要する[23]．眼球運動障害は概ね左右対称性であり，眼振，両側性外転神経麻痺，両側性側方注視麻痺，両側性核間麻痺，開散麻痺，輻湊麻痺が複合的に起こり，進行すれば両側性全外眼筋麻痺になる．また，対光反射消失，瞳孔不同，対光-近見反応解離，視神経障害を伴うこともある．飲酒，偏食，出産，ブドウ糖の大量投与，胃切除術の既往などが，VB_1 欠乏を引き起こす．特に胃切除術後の再建が Roux-en-Y 法または Billroth II 法であれば，食物が十二指腸を通

過しないため VB_1 欠乏が起こりやすい．頭部 MRI は，T2 強調および FLAIR 画像で乳頭体，視床，脳梁，中脳，橋に左右対称性の高信号域がみられるが，発症早期には検出されにくい．Wernicke 脳症は未治療では致死的であり，治療開始の遅れが Korsakoff 症候群（記銘力低下，逆行性健忘，見当識障害，作話）を引き起こす．また，Wernicke 脳症の発症後に，禁酒したうえで通常の食事を摂るようにしても，病状は進行しうる[24]．ゆえに，わずかでも Wernicke 脳症を疑った時点で，VB_1 の大量投与療法（経静脈的に 300〜500 mg/日を 7 日間）を開始する必要がある．

まとめ

急性発症でめまいを伴う眼球運動障害は，斜偏位，OTR，核間麻痺のいずれかであることが多く，中枢性病変が示唆される．また，動眼神経部分麻痺では，中脳病変を積極的に疑う必要がある．外転神経単独麻痺であっても，橋病変を否定する根拠にはなりえない．眼球運動障害が左右対称性であれば，Fisher 症候群または Wernicke 脳症の可能性が高い．

文　献

1) 城倉　健：Body lateropulsion. 神経内科，**82**(5)：467-469，2015.

2) 津田浩昌：Body Lateropulsion と神経眼科. 神眼，**32**(4)：366-370，2015.

3) 中里良彦：Isolated body lateropulsion の神経解剖学. Brain and Nerve：神経研究の進歩，**68**(3)：263-270，2016.

4) 加島陽二，稲垣昌泰，鈴木利根ほか：Skew deviation 80 例の検討. 臨眼，**39**(6)：759-763，1985.

5) Brodsky MC, Donahue SP, Vaphiades M, et al：Skew deviation revisited. Surv Ophthalmol, **51**：105-128, 2006.

6) 石川　弘：Ocular tilt reaction. 眼科，**51**(9)：1149-1154，2009.

7) 津田浩昌，石川　弘，松永華子ほか：多発性硬化症 80 例の神経眼科学的検討. 臨床神経，**44**(8)：513-521，2004.

8) Baehring JM, Phipps M, Wollmann G：Rostral

midbrain infarction producing isolated lateropulsion. Neurology, **70**：655-656, 2008.

9) Lee H：Body lateropulsion as a presenting symptom of rostral paramedian midbrain syndrome. Eur Neurol, **60**：101-103, 2008.

10) 津田浩昌：動眼神経部分麻痺と上方注視麻痺を呈した中脳被蓋梗塞. 内科，**107**(5)：916，2011.

11) Yi HA, Kim HA, Lee H, et al：Body lateropulsion as an isolated or predominant symptom of a pontine infarction. J Neurol Neurosurg Psychiatry, **78**：372-374, 2007.

12) 和田裕子，高橋竜一，柳原千枝：Body lateropulsion を主症状とした橋病変の血管障害例の検討―延髄外側病変例との比較. 脳神経，**61**(1)：72-76，2009.

13) Okamura M, Suzuki K, Komagamine T, et al：Isolated body lateropulsion in a patient with pontine infarction. J Stroke Cerebrovasc Dis, **7**：e247-e249, 2013.

14) Tsuda H, Fujita T：Body lateropulsion with involvement of the medial lemniscus due to a middle pontine tegmentum infarction. J Med Cases, **5**：43-44, 2014.

15) Tsuda H, Genma A, Ishihara M：Body lateropulsion with involvement of the medial lemniscus due to a caudal pontine infarction. J Med Cases, **6**：325-326, 2015.

16) Tsuda H, Fujiwara M, Kaneda T：Body lateropulsion with involvement of the medial longitudinal fasciculus due to a rostral pontine tegmentum infarction. J Med Cases, **5**：55-57, 2014.

17) 津田浩昌，高　沙羅，田中こずえ：Body lateropulsion と三叉神経領域の温度覚・痛覚障害を呈した橋梗塞. 脳卒中，**35**(3)：213-215，2013.

18) 津田浩昌，田中こずえ，岸田修二：Ocular tilt reaction を呈した延髄外側梗塞. 内科，**107**(2)：322，2011.

19) Baier B, Bense S, Dieterich M：Are signs of ocular tilt reaction in patients with cerebellar lesions mediated by the dentate nucleus? Brain, **131**：1445-1454, 2008.

20) Tsuda H, Tanaka K：Ocular tilt reaction due to a cerebellar hemorrhage. Intern Med, **53**：2251-2254, 2014.

21) Tsuda H, Nagamata M, Tanaka T：Alternating skew deviation due to hemorrhage in the cerebellar vermis. Intern Med, **51**：2793-2796,

2012.

22) Shahrizalia N, Yuki N : Bickerstaff brainstem encephalitis and Fisher syndrome : anti-GQ1b antibody syndrome. J Neurol Neurosurg Psychiatry, **84** : 576-583, 2013.

23) Harper CG, Giles M, Finlay-Jones R : Clinical signs in the Wernicke-Korsakoff Complex : a retrospective analysis of 131 cases diagnosesd at necropsy. J Neurol Neurosurg Psychiatry, **49** : 341-345, 1986.

24) Tsuda H, Kageyama S, Tanaka K, et al : Bilateral horizontal gaze paresis as an initial manifestation of Wernicke encephalopathy. Neuroophthalmology, **36** : 96-99, 2012.

特集／複視を診たらどうするか
視力低下と複視

山上明子*

Key Words : 複視(diplopia), 視力低下(visual disturbance), 眼球運動障害(oculomotor disturbance)

Abstract : 複視(もしくは眼球運動障害)と視力低下が合併していた場合は，視力低下の原因が視神経障害なのかを鑑別することが必要になる．相対的求心性瞳孔異常の有無を確認し，限界フリッカ値や視野検査を行い視神経障害の有無や程度を判定する．複視に視神経障害を合併していれば眼窩内～眼窩先端部付近の病変(甲状腺眼症，眼窩先端部病変，眼窩腫瘍，IgG4関連眼疾患，特発性眼窩炎症)や眼窩外で眼球運動にかかわる脳神経(動眼，滑車，外転神経)と視神経および視交叉近傍までの視路のいずれも障害する病変を鑑別に考え精査する必要がある．
　病変部位の検出には眼窩MRIが重要であり，脂肪抑制T2強調像もしくはSTIR法と，水平断だけでなく冠状断での撮像を依頼し評価する．また病変の診断には採血なども追加して総合的に診断していく必要がある．

はじめに

　視力低下(視神経障害による)と複視をきたす疾患としては，眼窩内～眼窩先端部付近の病変か，眼窩外で眼球を動かす脳神経(動眼，滑車，外転神経)と視神経および視交叉近傍までの視路のいずれも障害する病変を鑑別に考え精査する必要がある(表1)．

1．複視をきたす症例に視神経障害を合併しているかどうかの判定には

　相対的求心性瞳孔異常(relative afferent pupillary defect : RAPD)の有無を確認することが有用である．RAPDは直接対光反応と間接対光反応の差により，視交叉前の一側性の軽度以上の視神経障害もしくは広範囲な網膜異常を検出することができる．視力が正常であってもRAPDが陽性であれば視神経障害の合併を疑う．また，視力低下をきたしている場合には，RAPDの有無でその視力低下が視神経障害(RAPD陽性)か，もしくはそれ以外の眼内の病変なのかを判定するのに非常に役立つ．

2．視力低下が強い場合には，眼球運動障害をきたしていても複視を訴えない場合がある

　視力低下が著明であると，眼球運動障害をきたしていても複視を訴えない場合もしばしば経験す

表 1.

- 眼窩内疾患に伴うもの
  甲状腺眼症
  眼窩先端部症候群
  眼窩内腫瘍
  IgG4関連眼疾患
  特発性眼窩炎症

- 眼窩外疾患に伴うもの
  巨細胞性動脈炎
  下垂体卒中
  副鼻腔疾患(副鼻腔腫瘍・炎症・感染)
  眼窩外の炎症・腫瘍

* Akiko YAMAGAMI, 〒101-0062　東京都千代田区神田駿河台4-3　井上眼科病院

る．視力低下で受診した症例でも視診で眼球運動障害の有無を判定する（視力低下と眼球運動障害をきたしていれば表1に挙げた疾患を鑑別に考えて精査を行えばよい）．

必要な検査

1．視神経障害の評価

a）RAPD の有無

まず RAPD の有無を確認する．RAPD の検査（swinning flash test）は診察室でできる簡便な検査である．散瞳前に RAPD の検査を行い，陽性であれば視神経障害の程度を判定するために視野検査（ゴールドマンやハンフリー検査）を行う．

b）限界フリッカ値

RAPD を見落として散瞳してしまった場合や RAPD の判定に自信がない場合，左右眼比較してフリッカ値に左右差があるかどうかが視神経障害の有無の鑑別の補助となる．

c）視野検査

視力低下が軽度の場合はハンフリー視野検査，視力低下が強い場合はゴールドマン動的視野検査を行う．可能であれば両者で判定しておくとよい．

視力低下と複視をきたすような疾患の場合，視野障害のパターンはさまざまであり，視野障害パターンからは病変は判定できない．

2．眼球運動障害の検査

a）Hess 複像試験

眼球運動障害の9方向の半定量検査．視力障害が強い症例や，片眼に抑制がかかる患者では測定不能．また，両眼性の場合や複数筋の障害では麻痺筋の判定はできないが経過観察には使える．

b）交代プリズム遮蔽試験

正面の眼位ずれだけではあるが，かなり視力が不良でも測定が可能である．

c）9方向写真

視力が不良の場合には積極的に撮っておく．眼球運動制限の判定および治療効果判定にも用いることができる．

3．MRI 検査（表2）

視力低下および複視をきたす疾患であれば，必ず眼窩 MRI を撮像する．眼窩は脂肪が多いため脂肪抑制した撮像（脂肪抑制 T2 強調像もしくは STIR 法）が必要となる．水平断以外に必ず冠状断撮像を行い，外眼筋と筋肉の状態，眼窩先端部病変の状態を確認する．眼窩先端部病変の鑑別が必要になる場合は造影 MRI で撮像する必要がある．

4．血液検査（表3）

甲状腺眼症，IgG4 関連眼疾患，悪性リンパ腫，

表 2．眼窩 MRI 撮像方法のコツ

・STIR 法もしくは T2 強調脂肪抑制で撮像を依頼
・眼窩先端部病変や巨細胞性動脈炎を疑う場合は造影 MRI を施行
・水平断だけでなく，必ず冠状断も撮像依頼する

表 3．採血項目

甲状腺ホルモンおよび甲状腺関連自己抗体
・FT3，FT4
・甲状腺刺激ホルモン (TSH)
・抗サイログロブリン抗体
・TSH レセプター抗体 (TRAb)
・甲状腺刺激性抗体 (TsAB)
・抗甲状腺ペルオキシダーゼ抗体 (抗 TPO 抗体)
眼窩内炎症 (IgG4 症候群, 粘液関連リンパ組織リンパ腫 (MALT リンパ腫), サルコイドーシス) 鑑別のために
・IgG4
・ACE
・IL-6
巨細胞性動脈炎鑑別には
・血沈, CRP

サルコイドーシス，巨細胞性動脈炎などの鑑別目的に検査を行う．

症例提示

1．眼窩内疾患に伴うもの

a）甲状腺視神経症

甲状腺視神経症は甲状腺眼症の重症例であり多くは両眼性である．甲状腺眼症は甲状腺関連自己抗体によって引き起こされる眼窩内炎症で，自己免疫性に外眼筋炎を起こす．甲状腺ホルモンの異常のない euthyroid graves の症例が多く（約5割），甲状腺眼症の診断には甲状腺ホルモンの測定だけでなく，甲状腺関連自己抗体の測定が必須となる．

甲状腺関連自己抗体のいずれかが陽性＋眼窩MRI にて外眼筋炎の所見があれば甲状腺眼症と診断できる．臨床的には甲状腺眼症では痛みを伴わないことが多く，発症は慢性進行性であり，複視の発症時期が明確でないことも多い．甲状腺視神経症症例では視力低下が進行すると複視を訴えない場合もあるので，必ず視診で眼球運動障害の有無を判定しておく必要がある．

症　例：80歳，男性

主　訴：両眼視力低下

現病歴：白内障術後，数か月後に右眼の視力低下，その3か月後に左眼も視力が低下したため大学病院受診．虚血性視神経症と診断されたが，進行するため発症後当院受診．

初診時所見：視力：右眼（0.03）左眼（0.03），CFF：右6 Hz　左9HZ

眼　底：視神経乳頭所見は異常なし．左眼は外方回旋偏位がみられる（図1）．

ゴールドマン視野検査：右眼）上方周辺部のみ視野残存，左眼）中心暗点＋下方視野欠損（図2）．

眼球運動：全方向に制限あり（図3）

眼窩MRI：全外眼筋の腫大あり．眼窩先端部付近で視神経は外眼筋に圧迫されている状態（図4）

採血結果：FT3，FT4，TSH，抗サイログロブリン抗体，IgG4は正常．TPO抗体，TSHレセプター抗体，甲状腺刺激性抗体（TsAb）が上昇

⇒診断：甲状腺視神経症

b）眼窩先端部病変

眼窩先端部の病変により脳神経麻痺（単独もしくは複合神経麻痺）＋視神経症をきたした状態．診断には MRI が必須であるが，通常の MRI（造影なし）では眼窩先端部病変を見落としやすい．必ず造影 MRI で冠状断や矢状断を撮像する必要がある．

病因は炎症，外傷，腫瘍，真菌や副鼻腔炎，海綿静脈血栓症，リンパ腫などがある．病変が小さい場合には生検は困難なため原因不明のものも多い．

原疾患が判明すれば原疾患の治療が優先となり，ステロイドの全身投与も考慮する．

真菌の場合はステロイド投与で致死的となる場合があるので，可能ならば生検を依頼し，真菌感染を否定する．ステロイド内服や効果不良の場合はパルス療法を考慮する．

症　例：80歳，女性

主　訴：右眼視力低下

現病歴：1か月前から頭痛が続いていて内科を受診し CT を施行するも原因不明で経過観察していた．その後，数日前に右眼の視力が低下したため受診．

視　力：右眼（0.02）左眼（1.0），CFF：右12 Hz 左34 Hz

瞳孔左右同大，右RAPD陽性

眼　底：視神経乳頭は正常

眼球運動：右眼）軽度の外転・上転・内転制限あり．右眼に軽度の眼瞼下垂あり（図5）

眼窩MRI：T1強調像では，左眼と比較し右眼の外眼筋および視神経が腫大しているのがわかる．STIRでみると外眼筋が一部高信号を呈しているが，造影 MRI でみると外眼筋および視神経周囲に広範囲に高信号を呈していることから，先端部の炎症が広範囲なことがわかる（図6）．

⇒診断：眼窩先端部症候群

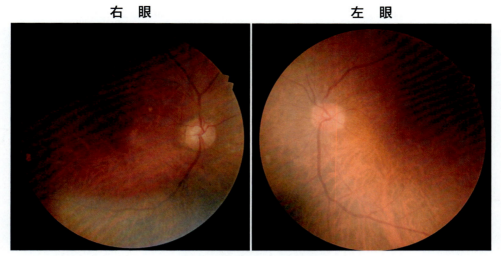

図 1. 甲状腺眼症：眼底写真
視神経乳頭の発赤腫脹はなし．左眼は外方回旋している．

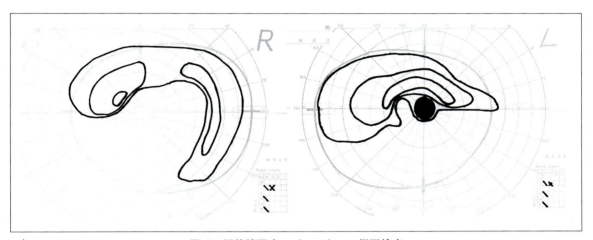

a|b

図 2. 甲状腺眼症：ゴールドマン視野検査
 a：右眼）上方周辺視野のみが残存
 b：左眼）中心暗点と下方視野欠損

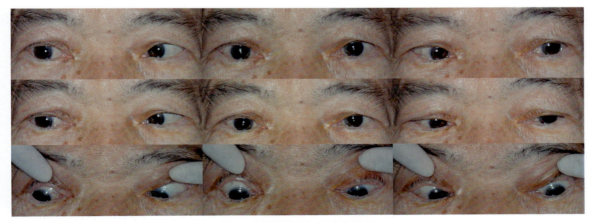

図 3. 甲状腺眼症：9方向眼位
両眼とも全方向の眼球運動障害あり．視力不良のため複視の自覚はない．眼瞼の腫脹は目立たない．

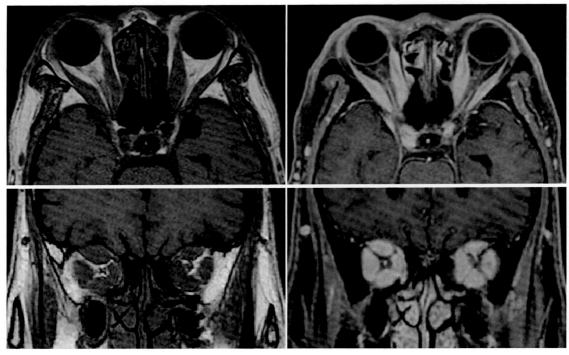

図 4. 甲状腺眼症：眼窩 MRI
a：水平断．外直筋と内直筋が著明に肥大している．
b：冠状断．すべての外眼筋が著明に肥大し視神経を圧迫している．
造影 T1 強調像で高信号であり活動性の状態

c）眼窩腫瘍

眼窩内占拠性病変は，病変の部位や大きさによって眼球運動障害や視力障害を併発する．

鑑別としては粘液関連リンパ組織リンパ腫（MALT リンパ腫），IgG4 関連眼疾患，血管腫，視神経鞘髄膜腫，転移がんなどを考え鑑別する．

症　例：62 歳，女性

主　訴：右眼）眼球運動障害，眼球突出

現病歴：数年前より眼球運動障害，眼球突出あり受診．進行ははっきりしない．

視力低下の自覚はない．

視　力：右(1.2)左(1.2)，CFF：右 30 Hz　左 39 Hz

瞳孔左右同大，右 RAPD 陽性

眼球運動：右眼球突出，全方向に眼球運動障害軽度あり（図 7）

眼窩 MRI：造影 T1 強調像で右視神経周囲をとりまく腫瘍性病変あり（図 8）

眼　底：視神経乳頭は浮腫状で蛇行血管（opto-ciliary shunt vessel）あり（図 9）

ハンフリー視野検査：視野異常は軽度

⇒診断：視神経鞘髄膜腫疑い

d）IgG4 関連眼疾患[1)]

眼窩内の炎症性疾患で MRI や CT などの画像検査で眼窩内炎症所見があり，血清 IgG4 濃度の上昇（135 mg/dl 以上）がみられれば IgG4 関連眼疾患を疑う（確定診断には病理学的診断が必要である）．炎症部位に一致した所見を呈するので眼瞼腫脹，眼痛，眼球運動障害，眼球突出，視力低下など症状はさまざまであるが，炎症の局在部位により眼球運動障害と視力低下を生ずる．

e）特発性眼窩炎症

原因が特定できない（腫瘍や感染，IgG4 関連疾患，甲状腺眼症，リンパ腫を除外）眼窩内炎症は特発性眼窩炎症と考える．IgG4 関連眼疾患と同様に眼窩内の炎症性疾患で MRI や CT などの画像

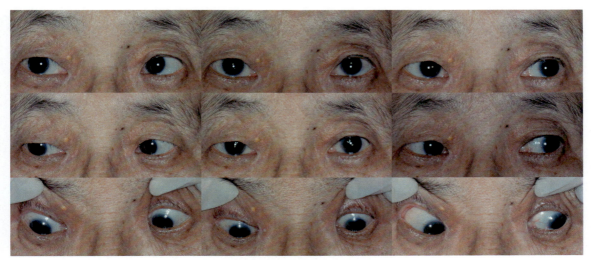

図 5. 眼窩先端部症候群：9 方向眼位
右眼の外転・上転・内転が軽度制限．また右眼の軽度眼瞼下垂あり

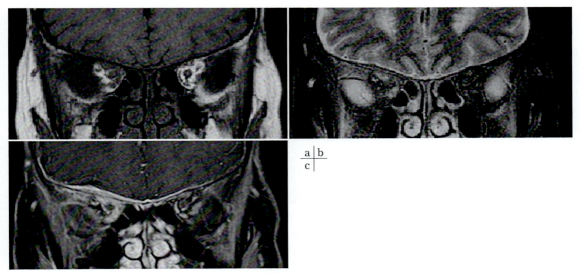

図 6. 眼窩先端部症候群：眼窩 MRI
a：T1 強調像．右眼）視神経および外眼筋が腫大
b：STIR 法．右眼）外眼筋が軽度高信号
c：造影 T1 強調像．右眼）視神経周囲および外眼筋が高信号で硬膜肥厚所見もあり，眼窩先端部の炎症部位が明確に描出されている．

検査で眼窩内炎症所見がみられる．炎症部位に一致して眼瞼腫脹，眼痛，眼球運動障害，眼球突出，視力低下などさまざまな症状を呈する．

2．眼窩外病炎によるもの

a）巨細胞性動脈炎

巨細胞血管炎は高齢者に多く，頻度は稀である．しかし，無治療では両眼に虚血性視神経症を発症し失明する危険があり，適切な治療を行えば失明を防ぐことのできる疾患である．眼所見としては動脈炎性虚血性視神経症（高齢者に発症・無痛性）や眼球運動障害を伴うこともある．その他，側頭部痛，圧痛，顎を動かすと痛い（Jaw claudication）などの特徴的な症状所見，採血で CRP および赤沈が亢進している場合は積極的に治療を行っていく必要がある．

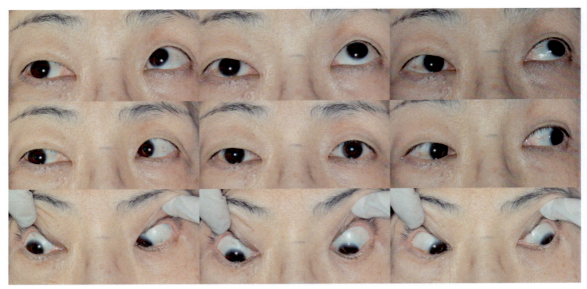

図 7. 視神経鞘髄膜腫：9 方向眼位
右眼の外転・上転・内転が軽度制限．右眼の軽度眼瞼下垂，眼球突出あり

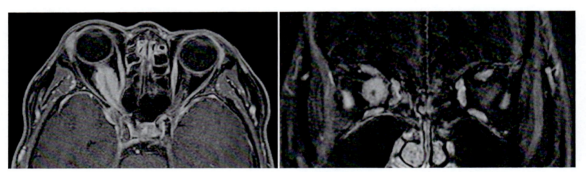

図 8. 視神経鞘髄膜腫：眼窩 MRI
造影 T1 強調像で高信号を呈する視神経周囲をとりまく病変あり

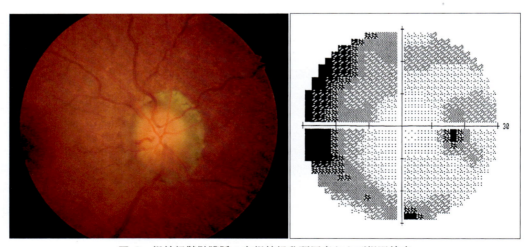

図 9. 視神経鞘髄膜腫：右視神経乳頭写真および視野検査
視神経乳頭は浮腫状で optociliary shunt vessel がみられる．視野異常は軽度

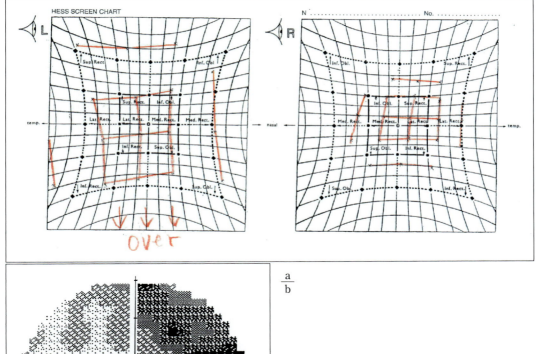

図 10.
鼻性視神経症:Hessチャートおよび右眼視野検査
右眼全方向眼球運動制限あり.視野はびまん性に感度低下

b）下垂体卒中

下垂体腺腫内での出血や梗塞により突然の激しい頭痛(95％程度)をきたし,嘔気・嘔吐(約70％),外眼筋麻痺(60〜70％),視野欠損(50〜70％),視力低下(約50％)を伴う[2)3)].

急激な発症であれば下垂体機能の急激な低下により死に至る場合がある.治療は蝶形骨洞アプローチによる手術で生命予後,視機能回復および眼球運動の回復は81％以上と良好である.

c）鼻性視神経症（副鼻腔炎や副鼻腔腫瘍など）

副鼻腔（特に蝶形骨洞）は眼窩および視神経近傍に存在するために,副鼻腔疾患の波及により視力低下および眼球運動障害をきたすことがある.高齢者の場合は真菌も鑑別する必要がある.診断および治療は原疾患の治療に準ずる.

症　例：71歳,男性
主　訴：視力低下
現病歴：右眼の視力が徐々に低下するため受診.
視　力：右(0.6)左(1.2),CFF：右31 Hz　左38 Hz
瞳孔左右同大,右RAPD陽性
眼　底：視神経乳頭は正常
眼球運動：全方向に眼球運動障害あり(図10)
ハンフリー視野検査：びまん性に感度低下
眼窩MRI：右副鼻腔に占拠性病変あり.眼窩内に進展しており,外眼筋および視神経が偏位して

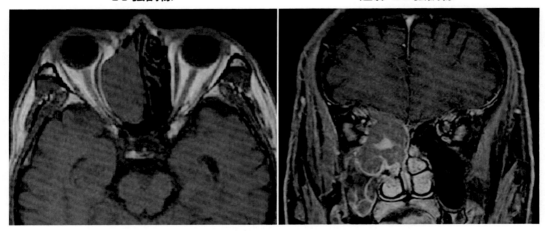

図 11. 鼻性視神経症：眼窩 MRI
鼻側から眼窩内に進展する腫瘍性病変あり．視神経および外眼筋が偏位

いる(図 11).
　⇒診断：鼻性視神経症

文　献

1) 後藤　浩，高比良雅之，安積　淳，日本 IgG4 関連眼疾患研究グループ：IgG4 関連眼疾患の診断基準．日眼会誌，**120**：365-368，2016.
2) Simon S, Torpy D, Brophy B, et al：Neuro-ophthalmic manifestations and outcomes of pituitary apoplexy—a life and sight-threatening emergency. N Z Med J, **124**：52-59, 2011.
3) Billis DC, Meyer FB, Laws ER Jr, et al：A retrospective analysis if pituitary apoplexy. Neurosurgery, **602**：608-609, 1993.

特集／複視を診たらどうするか

頭部外傷と複視

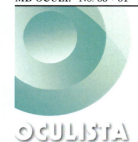

畑　匡侑*

Key Words：眼運動神経麻痺 (ocular motor nerve palsy)，眼窩壁骨折 (orbital wall fracture)，動眼神経麻痺 (oculomotor nerve palsy)，滑車神経麻痺 (trochlear nerve palsy)，外転神経麻痺 (abducens nerve palsy)

Abstract：頭部外傷後に生じる両眼性複視の原因として，最も多いものは眼窩壁骨折である．眼窩下壁もしくは内壁骨折が生じ，下直筋や内直筋，周囲組織が副鼻腔内に陥頓して，眼球の上転・外転障害などがみられる．一方，その他の原因として重要なものに眼運動神経麻痺がある．頭部外傷による眼運動神経麻痺では，滑車神経麻痺が多く，患眼の上斜視・外旋がみられる．外傷性動眼神経麻痺の頻度も稀ではなく，完全な動眼神経麻痺では，瞳孔散大，眼瞼下垂，外転方向以外の眼球運動障害を呈するが，部分的な麻痺のことも多い．一方，外傷性外転神経麻痺は比較的稀であり，外転障害を生ずる．

検査では，眼窩壁骨折では拘束性運動障害であるため，ひっぱり試験が陽性となり，神経原性麻痺であれば陰性となる．その他の検査項目として，瞳孔検査，眼球突出などの確認も重要である．画像検査では頭部 CT や頭部 MRI が重要である．

はじめに

複視は，単眼性複視と両眼性複視に大きく分けることができる．単眼性複視は，屈折異常や白内障が原因であり，本稿では主に両眼性複視について述べる．両眼性複視には外傷以外にもさまざまな原因がありうるため，一般的に診断には苦慮する場合が多いが，頭部外傷の既往が明らかであれば，比較的診断は容易である．ただし，軽微な外傷でも複視を生ずることがあり，その場合は診断が難しいこともある．また，鑑別すべき疾患の中には，緊急の治療を要するものも存在するため，慎重かつ迅速に評価をする必要がある．

一般的な両眼性複視の原因(表1)

神経原性：眼運動神経麻痺による．神経麻痺の原因として，血管性，脳動脈瘤，頭部外傷，腫瘍，先天性，内頸動脈海綿静脈洞瘻などがある．

筋原性：眼窩底骨折，外眼筋炎，外眼筋への腫瘍浸潤など．

頭部外傷後の複視の原因分類

眼運動神経の障害：一次性(外傷による眼運動神経の直接障害)，二次性(脳ヘルニアに伴って生じる眼運動神経麻痺)．

外眼筋の障害：眼窩底骨折，筋断裂．

病態と症状

頭部外傷後に生じる両眼性複視の原因として，最も多いものは眼窩壁骨折である．これは，鈍的

---

* Masayuki HATA，〒606-8507　京都市左京区聖護院川原町 54　京都大学医学部附属病院臨床研究総合センター

表 1. 両眼性複視をきたす代表的
な原因

神経原性
血管性
動脈瘤
頭部外傷
腫瘍
先天性
内頸動脈海綿静脈洞瘻 (CCF)
脳幹部梗塞
脳静脈洞血栓症
脳動静脈奇形
副鼻腔疾患
髄膜炎／脳幹脳炎
Tolosa-Hunt 症候群
眼筋麻痺型片頭痛
帯状ヘルペス
頭蓋内圧亢進
筋原性
眼窩底骨折
外眼筋炎
甲状腺眼症
慢性進行性外眼筋麻痺
外眼筋への腫瘍浸潤
重症筋無力症

外傷により眼窩内圧が上昇するなどの機序で，眼窩下壁もしくは眼窩内壁が骨折し，眼窩内容の一部が骨折部から脱出することで複視を生ずるものである[1]．眼窩下壁の骨折では，下直筋や下斜筋，その周囲組織が上顎洞内に陥頓して，眼球の上転障害あるいは下転障害を引き起こす．眼窩内壁骨折では，内直筋や周囲組織が篩骨洞内に陥頓して，眼球の外転障害がみられる．複視以外の症状として，疼痛，悪心嘔吐，眼球陥没，顔面皮膚知覚障害などを伴うことがある．

外傷による筋断裂は，斜視手術に伴うもの，医原性眼窩損傷（慢性副鼻腔炎の手術に伴う）に加えて，頭部外傷による直接障害で生じるものがある．直接障害は，Bell 現象により眼球上転位での受傷が多いためか，外傷筋は下直筋であることが多く，比較的浅い部分での筋断裂が多い．

頭部外傷後の両眼性複視のその他の原因として重要なものに眼運動神経麻痺がある[2]．眼運動神経には，動眼神経，滑車神経，外転神経の3つがあるが，頭部外傷による眼運動神経麻痺では，滑車神経麻痺が多いことがよく知られている[3]~[5]．

これは，滑車神経が細く，頭蓋内を長く走行することに由来すると考えられており，比較的軽度の頭部打撲でも生じることがある．また，滑車神経が支配する上斜筋には下転・内旋作用があるため，滑車神経麻痺では一般的には患眼の上斜視・外旋がみられるが，外傷性滑車神経麻痺では両眼性の障害を起こすことがあるため，両眼性麻痺では眼球の上下偏位が相殺されてむしろ自覚症状が軽く，頭部傾斜もないため見逃されやすい．外傷性動眼神経麻痺の頻度も稀ではなく，動眼神経麻痺の中では微小循環障害の次に多く，動脈瘤と同程度の頻度である．完全な動眼神経麻痺では，瞳孔散大，眼瞼下垂，外転方向以外の眼球運動障害を呈するが，部分的な麻痺のことも少なくない．一方，外傷性外転神経麻痺は外転神経麻痺の中では比較的稀であり，血管性，腫瘍，脳梗塞，動脈瘤のほうが頻度としては高い．外転神経麻痺では外転障害を生ずる．

各眼運動神経麻痺の発症頻度については，我々の施設において，5年間（2007年4月～2012年3月）に当科を受診し，治癒まで，または6か月以上経過観察できた動眼神経，滑車神経，外転神経の各単独麻痺症例260例の結果を図1に示す．眼運動神経単独麻痺症例のうち，約4割は外転神経麻痺，約3割は滑車神経麻痺，約2～3割は動眼神経麻痺であった．一方で，頭部外傷による眼運動神経単独麻痺は，滑車神経＞動眼神経＞外転神経の順であった（図2）．

鑑　別[2][6][7]

視力検査で固視状態を確認したうえで，両眼運動（むき運動：version）を9方向の基本的むき眼位で確認する．すなわち，第一眼位および第二眼位（上下左右），第三眼位（斜め4方向）で動きを観察する．むき運動で異常がある場合は，ひき運動（duction，片眼ずつ固視した状態で評価），輻湊開散運動を確認する．また，上下偏位や垂直眼球運動障害がみられる場合は，Bielshowski head tilt test（上斜筋の障害であれば，患眼の方向に頭部を

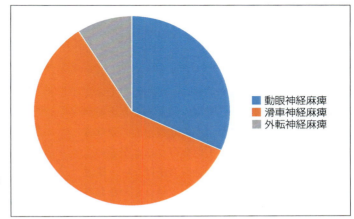

図 1.
各眼運動神経単独麻痺の初診時の年齢分布
発症年齢は外転神経麻痺でやや低かったが，どの眼運動神経麻痺も半数以上が 60 歳以上であり，8 割以上が 40 歳以上であった．

図 2.
頭部外傷による眼運動神経麻痺の頻度
頭部外傷による眼運動神経麻痺の頻度は，滑車神経麻痺，動眼神経麻痺，外転神経麻痺の順で高かった．

傾けると複視が強くなり，反対眼の方向に傾けると複視が弱くなる），Bell 現象（強く閉瞼させて眼球が上転するか観察する），前庭眼反射（固視状態から頭部回旋させて眼球運動が起こるか観察する）などを見る．Hess チャート，交代プリズムカバーテスト，Maddox ロッドなどを用いると定量が可能となる．定量評価は，手術後の経過観察や治療評価に有用である．また回旋偏位については，シノプトフォアや眼底写真（頭を垂直にして撮影し，視神経乳頭と中心窩の高さを比べることで，内旋・外旋の有無を評価）も有用である．眼窩壁骨折を疑うような眼窩部の外傷の場合は，外傷後早期では腫脹や痛みのために眼球運動の評価が難しいことがある．

両眼注視野検査は，両眼単一視のできる範囲を検出するもので，複視の自覚を忠実に反映する検査方法である．治療後の評価にも有用である．

眼窩壁骨折では拘束性運動障害を呈するため，甲状腺眼症と同じく障害筋の伸展障害となる．拘束性運動障害では，ひっぱり試験（forced duction test）が陽性となり，神経原性麻痺や重症筋無力症（MG）であれば陰性となる．

そのほかの検査項目として，瞳孔検査（瞳孔不同や対光反応，RAPD の確認），眼瞼（瞼裂幅や眼球運動に伴う眼瞼の動き），Hertel 眼球突出計での眼球突出度，眼圧，乳頭腫脹の有無，眼底の網膜血管の動脈硬化性変化や糖尿病性変化の有無の確認も重要である．

それぞれの結果から，神経麻痺なのか筋原性なのかを判断し，神経麻痺なら単独麻痺か複合麻痺か，障害部位はどこかを考える．ただし，筋原性疾患や重症筋無力症，変性疾患などでも一見単独麻痺のような所見を呈するので注意は必要である．

画像検査では頭部 CT や頭部 MRI が重要である．特に，眼窩壁骨折の診断には，骨の観察に優

れた頭部 CT が有用である．一方，MRI は外眼筋や脂肪組織などの軟部組織の把握に適している．

画像検査にて，眼窩底骨折が明らかでない場合は，血圧，血液検査（炎症，糖尿病，血清ウイルス抗体価，甲状腺機能，ACE，抗アセチルコリン受容体抗体，乳酸・ピルビン酸），場合によっては脳脊髄検査（Fisher 症候群や多発性硬化症など）が必要となる．

治療方法と予後

眼窩壁骨折[8)9)]：頭部 CT による骨折の状態，眼球運動障害や眼球陥没の程度から，手術を行うか，保存的にみるかを決める．ほとんどは経過をみてから判断するが，骨折部に外眼筋が陥頓している場合は，時間が経つと外眼筋の浮腫により虚血が進み，筋の線維化，瘢痕化により難治性の眼球運動障害を残すため，緊急手術を行うことが多い．

眼運動神経麻痺：有効な治療方法はない．眼運動神経麻痺による両眼性複視の予後はおおむね良好で自然軽快例も多い．特に血管性では完全回復率が 9 割以上で，大半が 4 か月以内に回復した．一方，外傷性では改善率は低く，5 割程度である．また，外傷性動眼神経麻痺の回復は，眼瞼下垂，外眼筋麻痺の順にみられ，瞳孔異常の回復は遅れる[10)11)]．数か月経過をみて，ある程度の複視が残存した場合はプリズム眼鏡による矯正を行う．プリズムでの矯正が難しい場合は直筋移動術，短縮術，下斜筋切腱術など手術治療を行う．

文　献

1) 筑田　眞：眼窩吹き抜け骨折の診断，治療および術後管理．耳鼻咽喉科展望，**57**：330-337，2014.
   Summary 眼窩吹き抜け骨折，特に下壁骨折について，その病態生理，診断方法，治療法および

術後管理に至るまで詳しく解説されている．

2) 畑　匡侑：眼運動神経麻痺．眼科臨床エキスパートシリーズ　知っておきたい神経眼科診療（谷原秀信，三村　治編），医学書院，pp. 234-245, 2016.

3) Akagi T, Miyamoto K, Kashii S, et al：Cause and prognosis of neurologically isolated third, fourth, or sixth cranial nerve dysfunction in cases of oculomotor palsy. Jpn J Ophthalmol, **52**：32-35, 2008.
   Summary 日本人の眼運動神経麻痺の原因および原因別の予後について，詳細に解析している．

4) Richards BW, Jones FR Jr, Younge BR：Causes and prognosis in 4,278 cases of paralysis of the oculomotor, trochlear, and abducens cranial nerves. Am J Ophthalmol, **113**：489-496, 1992.

5) Rush JA, Younge BR：Paralysis of cranial nerves III, IV, and VI. Cause and prognosis in 1,000 cases. Arch Ophthalmol, **99**：76-79, 1981.

6) Pane A, Burdon M, Miller NR：Double Vision The Neuro-Ophthalmology Survival Guide, Mosby Elsevier, pp. 179-257, 2007.

7) 中馬秀樹：複視を自覚して来院してきたら（診察法）．あたらしい眼科，**27**(7)：863-868, 2010.

8) Dubois L, Steenen SA, Gooris PJ, et al：Controversies in orbital reconstruction--II. Timing of post-traumatic orbital reconstruction：a systematic review. Int J Oral Maxillofac Surg, **44**：433-440, 2015.

9) Sugamata A, Yoshizawa N, Shimanaka K：Timing of operation for blowout fractures with extraocular muscle entrapment. J Plast Surg Hand Surg, **47**：454-457, 2013.
   Summary 眼窩吹き抜け骨折の手術適応と時期について詳しく解析している．

10) Kaido T, Tanaka Y, Kanemoto Y, et al：Traumatic oculomotor nerve palsy. J Clin Neurosci, **13**：852-855, 2006.

11) 勝野　亮，小林士郎，横田裕行ほか：一次性動眼神経麻痺をきたした軽症頭部外傷の 2 症例．Brain and nerve：神経研究の進歩，**60**：89-91, 2008.

PEPARS 大ヒット増大号！

眼瞼の美容外科 手術手技アトラス

No. 87 2014年3月増大号 編集／蘇春堂形成外科院長 野平久仁彦

- 埋没式重瞼術：皮膚瞼板固定法／Multiple knot 法
- 切開式重瞼術：挙筋腱膜前転を加えた皮膚瞼板固定法／切開式重瞼術は結果の予測が困難／皮膚切除を伴う切開式重瞼術
- 上眼瞼形成術：重瞼線アプローチ／眉毛下切開と重瞼ラインからのアプローチを併用した上眼瞼の blepharoplasty：術式と適応／眉毛下アプローチ／拡大眉毛下皮膚切除術
- 眼瞼下垂症手術：開瞼抵抗を処理する眼瞼下垂症手術／挙筋腱膜前転法
- 内眼角形成術：Z形成による控えめな切開／Z形成
- 下眼瞼形成術：私の行っている下眼瞼形成術—眼輪筋オーバーラップ法による tear trough deformity の修正—／経結膜的眼窩脂肪移動術による下眼瞼形成術／経結膜脱脂と脂肪注入の組み合わせによる下眼瞼形成術

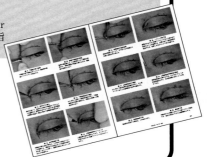

516枚の写真・シェーマが物語るこの説得力—

眼瞼の美容外科のエキスパートが コマ送りの写真で手術を解説！

眼瞼の退行性疾患に対する 眼形成外科手術

No. 51 2011年3月増大号

編集／日本医科大学武蔵小杉病院形成外科教授　村上正洋
東邦大学医療センター大橋病院眼科准教授　矢部比呂夫

大ヒットにつき、増刷しました！ぜひ手におとりください！！

I．上眼瞼の退行性（加齢性）疾患
1）眼瞼下垂症：挙筋腱膜（levator aponeurosis）の利用を主体とした眼瞼下垂症手術／結膜円蓋部ミュラー筋の利用を主体とした眼瞼下垂症手術／挙筋腱膜とミュラー筋の両方を利用した眼瞼下垂症手術／眼窩隔膜を利用した眼瞼下垂症手術／眼瞼下垂症における前頭筋吊り上げ術
2）皮膚弛緩症：退行性上眼瞼皮膚弛緩症に対する眉毛下皮膚切除術／重瞼部皮膚切除法／うわまぶたのたるみを主訴とする症例に対する眉毛挙上術—退行性皮膚弛緩症に対する眉毛挙上術—
II．下眼瞼の退行性（加齢性）変化
1）内反症：Hotz 法を主体とした内反症手術／眼輪筋短縮術を主体とした内反症手術／Lower eyelid retractors' advancement による下眼瞼内反症手術／牽引筋腱膜縫着術と眼輪筋短縮術を併用した下眼瞼内反症手術
2）外反症：Lateral canthoplasty による下眼瞼外反症手術／瞼板短縮術による外反症手術／軟骨移植による外反症手術
III．退行性（加齢性）眼瞼疾患の手術における注意事項
眼瞼手術におけるエステティックマインド／オキュラーサーフェスからみた注意点／眼瞼・眼窩周囲組織に対する手術時の注意点

各号定価 5,000 円＋税

お求めはお近くの書店または弊社ホームページ（http://www.zenniti.com）まで！

(株)全日本病院出版会　〒113-0033　東京都文京区本郷 3-16-4
TEL：03-5689-5989　FAX：03-5689-8030

特集／複視を診たらどうするか

複視の治療
(1)保存的治療

相馬　睦[*1]　杉谷邦子[*2]

Key Words： 複視 (diplopia)，プリズム (prism)，遮閉膜 (Bangerter occlusion foils)，部分遮閉 (segmental occlusion)，スポットパッチ (spot patch)

Abstract： 複視に対する保存的療法として，当科で手順としている S-S method と名付けた光学的治療法を紹介する．本法はプリズム矯正と部分遮閉を段階的に進め，「両眼開放」と「周辺視野の確保」を実現しつつ「9 方向での複視解消」を目指すものである．Step 1 では正面位の複視に対しプリズム矯正を行い，周辺に複視が残った場合，step 2 として半透明の遮閉膜を用いた部分遮閉 (segmental occlusion) を試す．Step 2 でも対応が難しいときは step 3 に進み spot patch を試みる．本法の具体的手技についてまとめた．

はじめに

複視に対する保存的治療法としてプリズムを使用する光学的療法が広く普及している[1〜4]．複視は緊急に原因治療等を要さない場合は自然治癒することも多い．したがって発症の急性期は手術等の適応はなく経過観察となるが，その間も複視が続く．また非共同性偏位のため，患者は手術などの治療後にも残存した周辺の複視等に悩まされることもある．当科の光学的治療手順となっている S-S method[5)6)] は，急性期や固定期，手術後でもその時々の状態に合わせた柔軟な対応が可能な治療として考案されている．本稿では主にその具体的手技を紹介する．

保存的治療の前に

治療の前に注意していることが 3 点ある．まず患者の訴えの中には，不適切な屈折矯正や白内障による霧視，黄斑疾患による変視など単眼性の複視が含まれていることがある．複視が単眼性か両眼性かの確認が必要である．次に治療のための諸検査や光学的治療は，複視の状態を明瞭に引き出すために正確な屈折矯正下で行われなければならない．最後に経過観察中，あるいは他の観血的治療等の途中で光学的治療を選択する場合，患者へ十分に説明したうえでの実施が必要となる．

S-S method の目的と方法

一般に手術や光学的療法の目標は，生活上，特に必要な正面と下方の複視の改善に置かれるが，S-S method は治療後にも残る周辺の複視の解消に向けて「9 方向での複視の消失」と「両眼開放」，「周辺視野の確保」という 3 つの目標を置いている．この目標に向けてプリズム治療を step 1 とし，解決の困難さに応じて手順(図 1)に従い 3 段階で進める．まず step 1 として正面の複視をプリズムで矯正し，周辺に複視や回旋偏位が残るなど step 1 で限界があった場合，次に step 2 の部分遮閉 (segmental occlusion) を試す．それでも解決されない場合，step 3 で中心の遮閉 (spot patch) を試みる．

[*1] Mutsumi SOUMA，〒343-8555　越谷市南越谷 2-1-50　獨協医科大学越谷病院眼科，主任視能訓練士
[*2] Kuniko SUGITANI，同，視能訓練士

図 1.
S-S method 治療手順
　step 1：組み込みプリズムと膜プリズムをそれぞれ単独
　　　　　で使用するか，両者を組み合わせて使用
　step 2：プリズム治療の後，周辺に残った複視に対して
　　　　　部分遮閉．単独で部分遮閉のみ行うこともある．
　step 3：Spot patch を単独で行うが，組み込みプリズム
　　　　　での治療後に行ってもよい．

step 1： プリズム
　　　正面位の複視に対して
　　組み込みプリズム，膜プリズムの
　　各々単独にまたは併用で矯正

step2： Segmental occlusion
　　周辺で複視が残存する領域に対し
　　　　周辺部分の遮閉
　組み込みプリズムと併用または単独で

step3： Spot patch
　Step1, step2で複視が解消されない場合
　　　瞳孔領を含む中心部分を遮閉
　　単独でまたは組み込みプリズムと併用

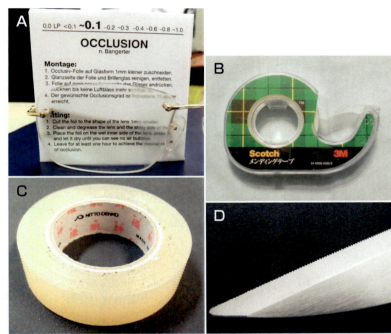

図 2．
用意する器材
　A：弱視治療用眼鏡箔 0.1
　　（Ryser 社製）
　B：スコッチテープ（Scotch
　　satin tape 3M 社製）
　C：型取りに使う検査用絆創膏
　　（プラスチックフィルムタイプ）
　D：ギザギザの刃のはさみが滑
　　りにくく扱いやすい．

1．用意する器材
治療に必要な器材を図2に示した．

2．遮閉具について
本法の遮閉は，視野の欠損を避けるため完全・部分遮閉ではなく，弱視治療用眼鏡箔（Ryser 社製）の0.1遮閉膜を使用し，不完全・部分遮閉を行う．これまで矯正視力1.0以上の患者の多くが，レンズ上にこの膜を貼っても比較暗点を自覚しなかった．透けて2つに見えると訴えた場合は裏表両面貼りにすることがある．その他に，見た目を気にしなければ，スコッチテープ（Scotch satin tape, 3M 社製）も貼り替え可能で使いやすい．今後0.1遮閉膜とスコッチテープの中間の透明性の材質や，より透明感の増す0.4遮閉膜なども試してみる価値がある．

3．Step 1　プリズム矯正
目的：正面位の複視を解決

a）組み込みプリズムと膜プリズムの併用
プリズムによる矯正には，角度に応じて眼鏡へ直接プリズムレンズを挿入する「組み込みプリズム」と，眼鏡レンズ上に貼る「膜プリズム」および両者を併用する方法がある（図1）．また図3のよ

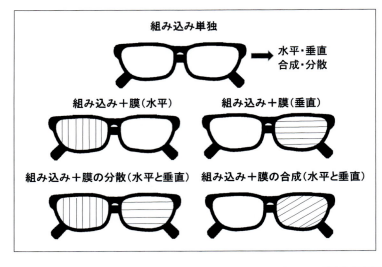

図 3.
組み込みプリズムと膜プリズムの組み合わせ
組み込みプリズムも膜プリズムもそれぞれ水平, 垂直, 合成, 分散ができる. 両方を併用することもでき, 幾通りもの組み合わせが可能である.

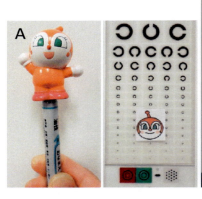
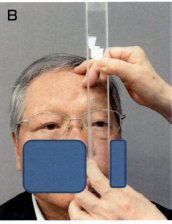

図 4.
固視目標とプリズム処方度数の決め方
近見も遠見も融像しやすい大きめの固視目標を使用し(A), APCT の度数付近でバープリズムを上下し, 単一視できる最も装用感の良い角度を探る(B).

うに偏位の向きや量に応じて水平, 垂直, 合成・分散, version prism など種々の組み合わせで調整を試みる.

b) プリズムの処方度数の決定

プリズムの処方度数は屈折矯正下で融像しやすい大きめの固視目標(図 4-A)を使用し, 正面眼位で決定する. 交代プリズム遮閉試験(APCT)で得られた角度を参考にするが, 単一視可能な角度には幅があり, バープリズムを動かしながら(図 4-B)最も装用感の良い角度を探る. 処方は融像可能な最小の角度にこだわる必要はなく, 患者本人の自覚的な快適さを優先させる. 我々の検討では APCT に対する実際の処方角度は, 水平が 65%, 垂直は 74% 程度となっていた.

プリズムは原則として麻痺眼に貼る. 一次偏位に対する矯正のほうが二次偏位への矯正より少な

い量で済み, 視力低下も避けられ違和感が少ない. また両眼に分散する必要がある場合も同じ理由で, 等分するのではなく麻痺眼に多めのプリズム度数を入れる. 水平と垂直の両方の偏位がある場合は左右にプリズムを分散することもできるが, 特に膜プリズムの場合は健眼の視力低下を避けるため麻痺眼に合成することが多い. プリズム眼鏡は装用直後に違和感があっても, 少し時間が経つと馴染んでくる. 装用テスト中に院内を歩かせたり, 階段の昇降を試みたりと時間をかけることが処方に至るコツである.

c) 合成プリズムの処方度数と基底方向の決定

合成するプリズムの度数と基底方向の予測には, 換算表[7]を用いるのが便利である. 他に作図で求める方法(図 5-A)や数式を利用する方法(図 5-B)がある. 実際に処方する膜プリズムの合成度

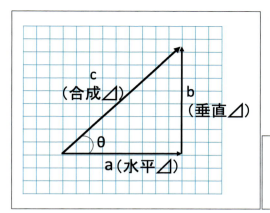
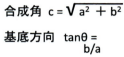
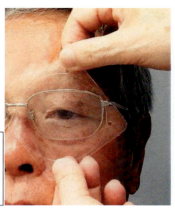

図 5．合成プリズムの処方度数と基底方向の決め方

水平 a△，垂直 b△，合成 c△，基底方向 θ
A：作図による方法：1△を1cmとして方眼紙に水平に a，垂直に b の値を直線で作図．合成プリズム度 c を定規で，基底の角度 θ を分度器で実測
B：計算式による方法：合成角 $c = \sqrt{a^2 + b^2}$，$\tan\theta = b/a$（関数電卓で計算）
C：正面位で固視目標を見させ，予測値前後の膜プリズムを眼前で回転させながら，単一視できる基底方向を探る．

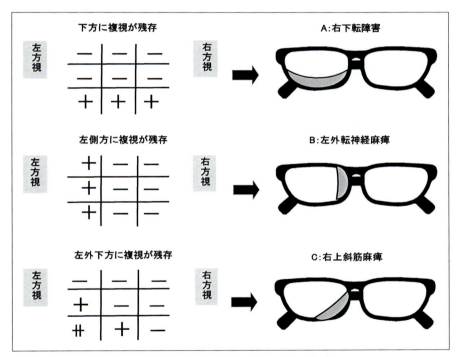

図 6．複視の残る位置による遮閉の方法

左図：9方向での患者から見た複視の状態で，＋は複視あり，－は複視なし
右図：複視ありの領域を消すための遮閉方法
A：下方視や上方視は，従来どおり患眼に貼る．
B：左眼外転神経麻痺：健眼のレンズ鼻側に貼ることで患眼の側方視野を確保
C：右眼滑車神経麻痺：患眼のレンズ下鼻側に貼ることで健眼の外下方視野を確保

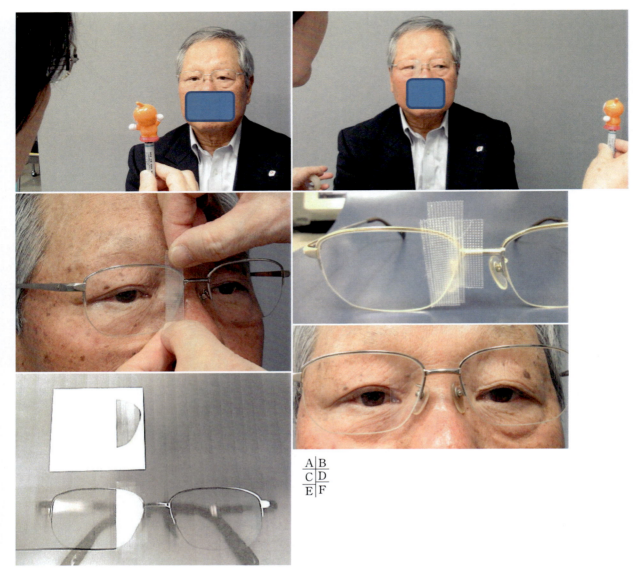

図 7. step 2：部分遮閉の範囲と位置の決め方
A：複視の有無を尋ねながら，固視目標を正面から水平，垂直，斜め方向にゆっくり動かし，複視を訴えたら動きを止める．
B：複視の出た方向を注視させながら，あらかじめ検者が手にしていたテープをちぎりレンズに貼り複視を消す．
C：テープを貼った状態で A，B を繰り返し，複視を訴えるたびにテープを貼り足していく．
D：複視が出なくなったら遮閉範囲を確定
E：テープを貼った範囲の型紙を起こす．遮閉膜を型紙に合わせ，遮閉膜の心持ち内側を切るとレンズから浮き上がらずに貼れる．
F：眼鏡に貼ると外見上目立たず，複視は全方向で消失

数を決める場合，得られた予測値前後の膜プリズムをいくつか用意する．固視目標を見せながら患者の眼前に膜プリズムを当て，回転させるように動かし，単一視が可能な度数と基底方向を探る（図 5-C）．膜プリズムの切り方，貼り方，手入れ方法については文献[8)9)]に詳しく，当科でも同様の手技で行っている．

4．Step 2 部分遮閉（segmental occlusion）

目的：周辺に残る複視を解決

Step 1 で正面位がプリズムで単一視できても，周辺に複視が残った場合に step 2 に進む．複視が

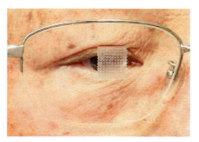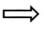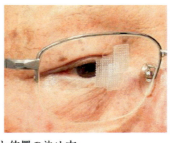

図 8．step 3：spot patch の範囲と位置の決め方
患眼のレンズ上の瞳孔領に1 cm四方のテープを張る．固視目標を放射状に
移動しながら，複視を訴えるたびに少しずつテープを貼り足し範囲を確定

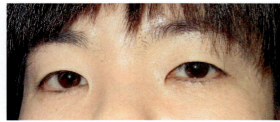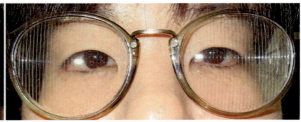

図 9．step 1 の処方例
急性期の右外転神経麻痺．代償頭位(face turn to right)あり．もともと眼鏡は使用していなかったが，
プリズムで複視と頭位が改善するので好んでプリズム眼鏡を装用．回復に応じてプリズム度数を漸減中

残る領域を特定し，その部分に対応した眼鏡上へ 0.1 遮閉膜を貼る．できる限り広い視野を確保するため，耳側の視野を残すように貼る．代表例を図 6 に示す．図 6-A のように下方視は，視線と頭位の軽い移動で視野欠損部を補えるので従来の患眼に貼るやり方でよい．また上方視も複視を苦痛とする患者は少ないので，訴えがあれば患眼に貼っている．図 6-B は，左眼外転神経麻痺の場合で，左方視での複視を消すために通常は患眼レンズの耳側を遮閉したくなる．しかし本法ではあえて健眼の右レンズ鼻側を遮閉することで患眼側方の視野を確保している．同様に右眼滑車神経麻痺で左外下方視に複視が残った場合(図 6-C)，健眼レンズの外下方に貼っても複視は消えるが，患眼レンズの内下方に貼ることで健眼外下方視野を確保している．

両眼視したときに遮閉膜を貼った領域は単眼視に近くなるが，図 6-B，C も，両眼の視野の相補性により患者はその領域を視野欠損と自覚することはない．また周辺に残った複視を頭位で代償する必要がなくなる．首や肩の疲労が軽減され，眼球を動かして見ようとするため眼球運動効果も期待できる．

Step 2 の部分遮閉の位置と範囲を決める方法を図 7 に示した．これにより得られた範囲に合わせた型をもとに遮閉膜を切り出し，眼鏡に貼る．

5．Step 3　spot patch

目的：Step 1，step 2 で限界がある場合に周辺視野を確保して複視を解決

眼鏡レンズの瞳孔領に遮閉膜を貼る方法(spot patch)である．直径 1 cm 程度の遮閉膜をレンズ上の瞳孔領に貼ると視野に 35〜40 度の暗点ができる[6]．片眼の中心は比較中心暗点となるが，両眼を開放したとき暗点は自覚されず，周辺視野は正常に保たれるので片眼の完全遮閉に比べて開放感がある．

Spot patch の範囲と位置の決め方(図 8)は，step 2 と同様，複視を訴えなくなるまでテープを貼り足し，型に合わせて遮閉膜を貼る．これまで step 3 まで進んだ自験例は手術の適応を超える角度の大きい外斜視が多かったが[6]，複視を避けるためのレンズ上の遮閉領域は思いのほか大きくなかった．Spot patch も麻痺眼に貼るが，どちらに貼るかは患者本人の自覚的な快適さを優先する．

6．処方例

各 step の処方例を図 9〜11 に示した．

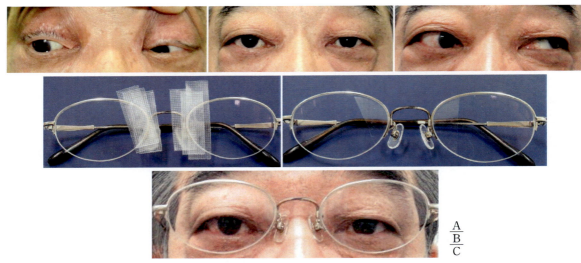

図 10. step 2(segmental occlusion)の処方例
甲状腺眼症で正面は正位で右眼上転と外転,内転に制限(A).両側方の複視が両鼻側の部分遮閉のみで消失(B),眼鏡を装用すると外見上も目立たない(C).

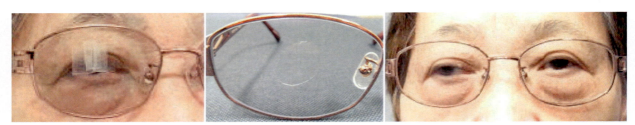

図 11. step 3(spot patch)
先天的に視力低下があり右眼外斜視.プリズム治療に限界があったが,手術を希望しなかったのでspot patch を処方(A, B).片眼の完全遮閉に比べて整容的な満足が得られ,周辺視野も確保されているので歩行も安定した(C).

おわりに

　複視に対する保存的療法として,当科が行っている光学的治療のS-S method を紹介した.本法は個別の対応が必要で調整に時間と根気を要するが,方法を手順化し共有したことで取り組みやすくなり,スタッフ間の技能差も縮まりつつある.プリズムにより単一視ができた瞬間の患者の表情や,適切な遮閉膜の眼鏡が決まったときの患者の不思議そうにあたりを見回す様子を見るにつけ,治療に携わった者として強い手応えを感じる.筆者自身も発展途中ではあるが,本稿が複視治療に携わる眼科医およびスタッフの積極的な取り組みの一助となり,複視に悩む患者の治療の向上につながることを期待したい.

　稿を終えるにあたり,眼筋麻痺の診療の指導や本稿を校閲いただいた獨協医科大学越谷病院眼科教授　鈴木利根先生に深謝いたします.

文　献

1) 三村　治:複視に対する眼鏡処方.眼科,**53**(8):1001-1007,2011.
2) Jivraj I, Patel V:Treatment of ocular motor palsies. Curr Treat Options Neurol, **17**(3):338, 2015.
3) 後関利明:麻痺性斜視の非観血的治療.神経眼科,**33**(1):16-22,2016.
4) 中村桂子:複視のプリズム治療.日本視能訓練士協会誌,**45**:13-24,2016.
5) 鈴木利根,杉谷邦子:麻痺性斜視のプリズム治療.弱視・斜視治療のスタンダード.眼科診療クオリファイ(大鹿哲郎,大橋裕一総編集,不二門　尚

編），中山書店，pp. 224-227，2014.

6) 杉谷邦子，野川　中，相馬　睦：9方向で複視消
失を目的とした部分遮閉法とその原理．神経眼
科，**33**(2)：125-134，2016.
Summary　S-S method と，遮閉膜が複視消失
をもたらす原理，そして治療成績がまとめられて
いる.

7) 井上浩彦：上下斜視. 10 眼科 MOOK 斜視弱視（丸

尾敏夫編），金原出版，pp. 101-113，1979.

8) 濱村美恵子：麻痺性斜視に対するプリズム治療.
眼臨紀，**3**(1)：43-51，2010.

9) 内海　隆：膜プリズムの実践と基礎知識. 眼臨紀，
6(1)：35-44，2013.
Summary　膜プリズムについて眼鏡への貼り方
が詳しく紹介され，光学や歴史についても解説さ
れている.

特集/複視を診たらどうするか

複視の治療
(2)手術療法

根岸貴志*

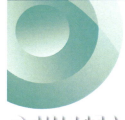

Key Words : 麻痺性斜視 (paralytic strabismus), 手術治療 (strabismus surgery), 動眼神経麻痺 (oculomotor palsy), 滑車神経麻痺 (trochlear nerve palsy), 外転神経麻痺 (abducens palsy)

Abstract : 複視の手術療法は,まず Hess 赤緑試験を用いて共同性斜視か,非共同性斜視かを見極める.共同性斜視の場合は直筋の後転術・前転術を基本とする.非共同性斜視の場合は,両眼単一視野を広げられるように術式を検討する.麻酔は年齢・術筋・以前の手術の有無などを検討して,全身麻酔か局所麻酔か選択する.外転神経麻痺の急性期は A 型ボツリヌス毒素注射,その後は西田法が適応となる.滑車神経麻痺は斜筋手術または,僚眼の下直筋後転術を行う.動眼神経麻痺は治療が非常に困難だが,外直筋の切腱・切除をはじめ,新たな手術法も考案されている.

　複視の手術療法については,共同性斜視か,非共同性斜視かで方針が大きく異なる.この2つを見極めるには,Hess 赤緑試験が有用である(図1~3).

　直筋の前後転では,基本的に眼球運動が大きく変化しない.そのため,Hess 赤緑試験の結果も位置がスライドするだけで,面積の左右差は変わらない.つまり非優位眼の直筋の前後転術は,共同性斜視に対して非常に有効である.

　それに対して,後部縫着法(Faden 法)や大量後転術では,麻痺眼にそろえて僚眼の眼球運動を落とすことができ,Hess 赤緑試験の面積の左右差を縮めることが可能である.つまり非共同性斜視に対しては,僚眼の手術も有効となる.

　麻痺眼の眼球運動を改善させる方法としては,Hummelsheim 法や Jensen 法をはじめとする筋移動術がある.ただし,手術で麻痺自体を完治させることはできないため,決め手となる手術法は存在しない.

水平の複視の場合

　水平の複視に対しては,水平筋である内外直筋の前後転術を基本とする.一般に,片眼前後転術は両眼後転術に比べて術後の戻りが大きいが,大角度を治療でき,術量が大きくても眼球運動障害を呈することは少ない.

上下および回旋複視の場合

　上下の複視に関しては,上下直筋と上下斜筋の4筋を用いることになる.直筋の上下作用は,外転位で最大化し,斜筋の上下作用は内転位で最大化する.また,上直筋・上斜筋は内旋筋であり,下直筋・下斜筋は外旋筋である.これをふまえて,上下複視が強まるのが右方視か左方視か,また回旋が強まるのは右方視か左方視かをよく見極めて,手術計画を立てる.

麻酔について(表1)

　直筋の前後転術は,成人であれば局所麻酔で可能である.局所麻酔のメリットとしては,術中に

* Takashi NEGISHI, 〒113-8421　東京都文京区本郷 2-1-1　順天堂大学医学部眼科,准教授

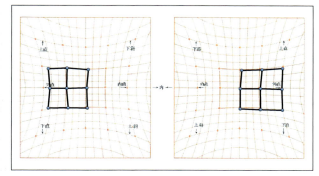

図 1. 共同性斜視
Hess チャートは 5°ごとに罫線が引かれており，中心点が 15°外側にあることから，外斜視であることがわかる．右眼と左眼の面積がほぼ等しく，共同性外斜視である．

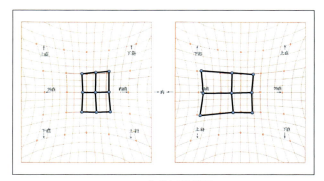

図 2. 非共同性斜視
中心点が内側にあることから，内斜視を呈していることがわかる．右眼と左眼の面積を比べると，左眼の面積が小さく，麻痺は左眼にあるとわかる．左眼のうち，最も偏位の大きい点は外直筋に近い点であり，左外転神経麻痺と診断できる．

遮閉試験等を行って，眼位の矯正量を可変させられる点である．ただし，テノン囊下麻酔が効きすぎると麻酔による眼球運動障害が起きるため，できるだけ点眼のみで手術を行う．どうしても痛みが強い場合は，テノン囊下麻酔を追加して，術中調整をあきらめることもあらかじめ説明しておく．

斜筋に関しては，全身麻酔での手術が望ましい．下斜筋の切除術であれば，局所麻酔でも施行できなくはないが，かなりの疼痛を覚悟してもらう必要がある．全身麻酔下でも，下斜筋を引き上げる際には迷走神経反射のために心拍数が非常に落ちる．事前に麻酔科に声をかけ，硫酸アトロピン静注などの処置がスムーズに行われるよう留意する．

その他，小児例以外で全身麻酔を選択する例としては，再手術で同一部位の結膜を切開する場合，先端恐怖症・閉所恐怖症など，不随意運動があり術中の安静が保てない場合などが挙げられる．全身麻酔と局所麻酔のメリット・デメリットを示し，本人に選択してもらう．

非共同性斜視の治療

麻痺性斜視は，自然軽快することも多く，発症から半年間は手術を行わない．経過観察中に軽快または悪化するようであれば，半年間の症状安定化がみられるまで経過観察を続ける．

外転神経麻痺

外転神経麻痺は，一過性虚血による場合 6 か月

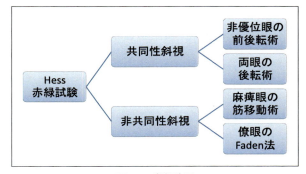

図 3. 手術計画
斜視のタイプによって手術法を決め，麻酔の種類を選択する．

表 1. 麻酔の種類と適応
それぞれの特徴をふまえて麻酔法を選択する．

全身麻酔	局所麻酔
・小児例	・成人例
・斜筋手術	・直筋の前後転術
・再手術	・術中調整
・筋移動術	
・甲状腺眼症	

程度で自然軽快しやすく，A 型ボツリヌス毒素注射による一時的な症状軽減が，急性期には良い適応となる．A 型ボツリヌス毒素は神経筋接合部においてアセチルコリンの放出を阻害し，3 か月間ほど筋弛緩を生じる．外転神経麻痺では患眼の内直筋に施注する．

観血的治療としては，古来 Hummelsheim 法や Jensen 法をはじめとする上下直筋手術とその亜

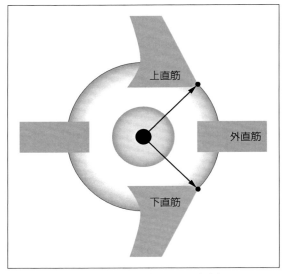

図 4. 西田法(文献 2 より改変)
上直筋と下直筋を，付着部より 8〜10 mm 後方で筋外側縁を結紮し，切腱・分割をせずに角膜輪部より外上方・外下方に 10〜12 mm 後方の強膜に縫合する．

型変法が多数存在する[1]が，近年では 2005 年に発表された，切腱・筋分割を行わない上下直筋移動術，いわゆる西田法が評価されている[2]．これは上下直筋の筋付着部より 8〜10 mm 後方で筋外側縁を結紮し，角膜輪部より外上方・外下方に 10〜12 mm 後方の強膜に縫合する方法である(図 4)．

外転神経麻痺に対する手術の問題点としては，効果の持続性が不安定であることと，上下斜視の合併が出現しやすいことが挙げられる．効果の持続性に対しては，術直後の内転位での癒着固定を予防することが必要で，前述の A 型ボツリヌス毒素注射を手術と同時期に行うことや，術後に制御糸で一晩外転位に牽引する工夫を行っている．上下斜視については，上下直筋の結紮部位と，強膜の縫合部位に注意するとよい．

滑車神経麻痺

滑車神経麻痺は，上斜筋の単筋麻痺であるが，上斜筋は内旋／下転／外転作用を持つため，症状として上下斜視だけでなく外方回旋をきたすことが複視の解消のうえで問題となる．特に麻痺眼固視が遷延すると病態が複雑化し，診断自体も難しくなる．

Knapp は 1971 年に上斜筋麻痺の分類を提唱した(図 5)[3]．これは 9 方向眼位のうち複視が強くなる部位によって，上斜筋麻痺を分類したもので，class によって異なる治療方針が示されている[4]．Class 1 が最も基本的なパターンであり，下斜筋切除を行う．Class 2 は微小血管性上斜筋麻痺に多く，自然治癒が期待されるため，プリズム処方の適応であるが，遷延例では上斜筋縫縮術が勧められている．頻度としては class 1 と class 2 が最も多い[5]．Class 3 では下斜筋切除が基本であるが，25Δ 以上の上下斜視を伴う場合には上斜筋縫縮術を加える．Class 4 と 5 では患眼の上直筋の拘縮を伴い，同側の上直筋後転または対側の下直筋後転を加える．

直筋の手術は局所麻酔でも可能であるが，斜筋の手術は全身麻酔が望ましい．また，Knapp の推奨する上斜筋手術は熟練を要するため，実施にあたっては慎重に検討する．局所麻酔による患眼の下直筋後転および鼻側移動は，術中調整も可能であり，斜筋手術に比べて定量性が高い．本人とよく相談して手術法を選択することも重要である．

動眼神経麻痺

動眼神経麻痺は 4 本の外眼筋に麻痺が起きるため，残る 2 本の筋を用いても外斜視を矯正することは非常に困難で，術後成績が良いとは言えない．基本となる術式は外直筋の切除・切腱であるが，効果は一時的で，長期的には結合織を通じて眼球と外直筋とがつながって外斜視の再発をきたすことがほとんどである．内直筋に機能が残存していれば内直筋の前転も有効であるが，長期的には内直筋の萎縮・菲薄化が起き，内転機能が失われていく．また，眼瞼下垂を併発した場合，眼瞼下垂を矯正すると複視が強くなるという側面もある．

新たな試みとしては，非吸収糸やゴアテックス®シートによる外直筋の骨膜固定，上斜筋の鼻側移動などが有効だったという報告があるが，長期予後についてはいまだ不明である．外直筋へのボツリヌス毒素注射は単独では無効であるが，手術と

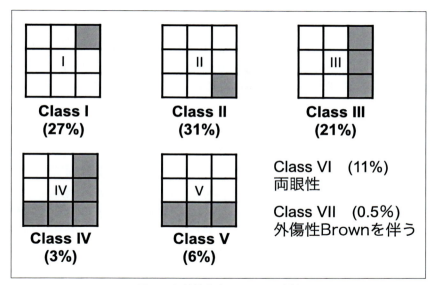

図 5. 上斜筋麻痺の Knapp 分類
9方向眼位にて下斜筋過動・上斜筋遅動などによる上下斜視の出現部位をもとに上斜筋麻痺を分類した．括弧内は頻度

併用することでの効果も報告されている（図6）．

まとめ

複視の手術治療は眼球運動をよく確認し，術眼・手術法・術筋・麻酔方法などの方針を決定する．特に非共同性斜視では1回の手術で複視が完全に消失することは難しく，常にその次の治療も考えながら，治療方針を決定することが必要である．

文　献

1) Wright KW：Color atlas of strabismus surgery. Springer, 2007.
2) Nishida Y, Hayashi O, Oda S, et al：A simple muscle transposition procedure for abducens palsy without tenotomy or splitting muscles. Jpn J Ophthalmol, **49**(2)：179-180, 2005.
3) Knapp P：Diagnosis and surgical treatment of hypertropia. Am Orthop J, **21**：29-37, 1971.
4) Knapp P, Moore S：Diagnosis and surgical options in superior oblique surgery. Int Ophthalmol Clin, **16**：137-149, 1976.
5) von Noorden GK, Murray E, Wohg SY：Superior oblique paralysis. A review of 270 cases. Arch Ophthalmol, **104**(12)：1771-1776, 1986.

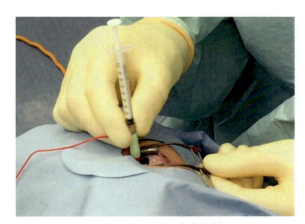

図 6. ボツリヌス毒素注射
内直筋へ施注している．

眼科月刊誌 OCULISTA 小児関連特集号のご案内

Monthly Book OCULISTA
各号　定価3,000円＋税
B5判　オールカラー

No.43　2016年10月号
色覚異常の診療ガイド
編集企画　市川一夫　中京病院／中京眼科視覚研究所

学校健診で色覚検査の実施が推奨されるようになり、臨床現場でも色覚異常に対する深い知識と理解が求められています。検査、学校での対応、将来の職業適性など幅広く詳説。

No.40　2016年7月号
発達障害者（児）の眼科診療
編集企画　田淵昭雄　川崎医療福祉大学特任教授

眼科診療で発達障害を見逃さず、適切な診断・治療・指導を行うことは患児の将来にとって極めて重要です。すべての眼科医に知ってほしい発達障害の知識を網羅した一冊。

No.28　2015年7月号
小児眼科診療のコツと注意点
編集企画　東　範行　国立成育医療研究センター

さまざまな視点からアプローチし、さらに大人との違いも踏まえて診なければならない小児の眼診療。早期発見、早期治療により最善策をとるため本誌を有効にご活用ください。

No.25　2015年4月号
斜視診療のコツ
編集企画　佐藤美保　浜松医科大学病院教授

早期発見と正確な診療がカギを握ることが多い斜視について、眼科医に役立つ最新情報を解説。さまざまな原因から起きる斜視の臨床の実際が分かる一冊です。

No.24　2015年3月号
眼科アレルギー診療
編集企画　福島敦樹　高知大学教授

眼科アレルギー疾患について臨床ですぐに役立つよう、疾患分類、具体的な治療法を、最新データを用いて実際的に解説。より精度の高い診断と治療に向けてご活用ください。

No.23　2015年2月号
ポイント解説　眼鏡処方の実際
編集企画　長谷部　聡　川崎医科大学教授

屈折矯正の基本である眼鏡処方について、一味も二味も異なる矯正法を提供できる、実践的な解説をコンパクトにまとめました。さっと開いてぜひ日常診療にご活用ください。

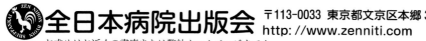

全日本病院出版会　〒113-0033　東京都文京区本郷3-16-4　Tel:03-5689-5989
http://www.zenniti.com　Fax:03-5689-8030

お求めはお近くの書店または弊社ホームページまで！

全日本病院出版会のホームページの
"きっとみつかる特集コーナー"をご利用下さい!!

🐓 学会売上好評書籍のご案内や関連特集本コーナーで欲しい書籍が見つかりやすくなりました。
🐓 定期雑誌の最新号や、新刊書籍の情報をすばやくお届けします。
🐓 検索キーワードの入力でお探しの本がカンタンに見つかる、便利な「検索機能」付きです。
🐓 雑誌・書籍の目次、各論文のキーポイントも閲覧できます。

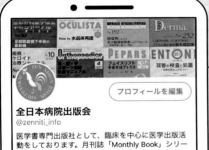

全日本病院出版会　公式 twitter 始めました！

弊社の書籍・雑誌の新刊情報、好評書のご案内を中心に、タイムリーな情報を発信いたします！
全日本病院出版会公式アカウント (@zenniti_info) をぜひご覧ください！

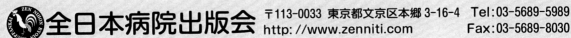

全日本病院出版会　〒113-0033　東京都文京区本郷 3-16-4　Tel:03-5689-5989
http://www.zenniti.com　Fax:03-5689-8030

FAX による注文・住所変更届け

改定：2015 年 1 月

　毎度ご購読いただきましてありがとうございます．

　読者の皆様方に小社の本をより確実にお届けさせていただくために，FAX でのご注文・住所変更届けを受けつけております．この機会に是非ご利用ください．

◇ご利用方法

　FAX 専用注文書・住所変更届けは，そのまま切り離して FAX 用紙としてご利用ください．また，注文の場合手続き終了後，ご購入商品と郵便振替用紙を同封してお送りいたします．**代金が 5,000 円をこえる場合，代金引換便とさせて頂きます．**その他，申し込み・変更届けの方法は電話，郵便はがきも同様です．

◇代金引換について

　本の代金が 5,000 円をこえる場合，代金引換とさせて頂きます．配達員が商品をお届けした際に，現金またはクレジットカード・デビットカードにて代金を配達員にお支払い下さい(本の代金＋消費税＋送料)．(※年間定期購読と同時に 5,000 円をこえるご注文を頂いた場合は代金引換とはなりません．郵便振替用紙を同封して発送いたします．代金後払いという形になります．送料は定期購読を含むご注文の場合は頂きません)

◇年間定期購読のお申し込みについて

　年間定期購読は，1 年分を前金で頂いておりますため，代金引換とはなりません．郵便振替用紙を本と同封または別送いたします．送料無料，また何月号からでもお申込み頂けます．

　毎年末，次年度定期購読のご案内をお送りいたしますので，定期購読更新のお手間が非常に少なく済みます．

◇住所変更届けについて

　年間購読をお申し込みされております方は，その期間中お届け先が変更します際，必ずご連絡下さいますようよろしくお願い致します．

◇取消，変更について

　取消，変更につきましては，お早めに FAX，お電話でお知らせ下さい．

　返品は，原則として受けつけておりませんが，返品の場合の郵送料はお客様負担とさせていただきます．その際は必ず小社へご連絡ください．

◇ご送本について

　ご送本につきましては，ご注文がありましてから約 1 週間前後とみていただきたいと思います．お急ぎの方は，ご注文の際にその旨をご記入ください．至急送らせていただきます．2〜3 日でお手元に届くように手配いたします．

◇個人情報の利用目的

　お客様から収集させていただいた個人情報，ご注文情報は本サービスを提供する目的(本の発送，ご注文内容の確認，問い合わせに対しての回答等)以外には利用することはございません．

　その他，ご不明な点は小社までご連絡ください．

株式会社 全日本病院出版会

〒113-0033 東京都文京区本郷 3-16-4-7 F
電話 03(5689)5989　FAX03(5689)8030　郵便振替口座 00160-9-58753

FAX 専用注文書 眼科 1705

年　　月　　日

○印	雑誌・書籍名	定価(税込)	冊数
	MB OCULISTA　年間定期購読お申し込み(送料弊社負担) 2017 年 1 月号〜12 月号（計 12 冊）	41,040 円	
	2017 年＿月号〜12 月号(定期購読を開始する号数をご記入ください)		
	MB OCULISTA　バックナンバー（お求めの号数と冊数をご記入ください） No.		
	形成外科月刊誌 PEPARS(ペパーズ)　年間定期購読お申し込み(送料弊社負担) 2017 年 1 月号〜12 月号（計 12 冊）	41,256 円	
	2017 年＿月号〜12 月号(定期購読を開始する号数をご記入ください)		
	PEPARS バックナンバー（お求めの号数と冊数をご記入ください） No.		
	カラーアトラス 爪の診療実践ガイド	7,776 円	
	みみ・はな・のど感染症への上手な抗菌薬の使い方	5,616 円	
	創傷治癒コンセンサスドキュメント―手術手技から周術期管理まで―	4,320 円	
	医療・看護・介護で役立つ嚥下治療エッセンスノート	3,564 円	
	スキルアップ！ニキビ治療実践マニュアル	5,616 円	
	快適な眠りのための睡眠習慣セルフチェックノート	1,944 円	
	超アトラス眼瞼手術―眼科・形成外科の考えるポイント―	10,584 円	
	実践アトラス 美容外科注入治療	8,100 円	
	イチから知りたいアレルギー診療	5,400 円	
	医療・看護・介護のための睡眠検定ハンドブック	3,240 円	
	イチからはじめる 美容医療機器の理論と実践	6,480 円	
	"知りたい" めまい "知っておきたい" めまい薬物治療	4,860 円	
	実地医家のための甲状腺疾患診療の手引き	7,020 円	
	アトラス きずのきれいな治し方 改訂第二版	5,400 円	

お名前	フリガナ　　　　　　　　　　　　　　　　　　　　　㊞	診療科
ご送付先	〒　　　－ □自宅　　□お勤め先	
電話番号		□自宅 □お勤め先

バックナンバー・書籍合計
5,000 円以上のご注文
は代金引換発送になります

―お問い合わせ先―
㈱全日本病院出版会営業部
電話 03(5689)5989

FAX 03(5689)8030

全日本病院出版会行
FAX 03-5689-8030

年　月　日

住 所 変 更 届 け

お名前	フリガナ	
お客様番号		毎回お送りしています封筒のお名前の右上に印字されております8ケタの番号をご記入下さい。
新お届け先	〒　　　　　　都 道 　　　　　　府 県	
新電話番号	（　　　　　）	
変更日付	年　　月　　日より	月号より
旧お届け先	〒	

※ 年間購読を注文されております雑誌・書籍名に✓を付けて下さい。
- ☐ Monthly Book Orthopaedics （月刊誌）
- ☐ Monthly Book Derma. （月刊誌）
- ☐ 整形外科最小侵襲手術ジャーナル （季刊誌）
- ☐ Monthly Book Medical Rehabilitation （月刊誌）
- ☐ Monthly Book ENTONI （月刊誌）
- ☐ PEPARS （月刊誌）
- ☐ Monthly Book OCULISTA （月刊誌）

FAX 03-5689-8030

全日本病院出版会行

Monthly Book
OCULISTA

通常号 3,000 円＋税
増大号 5,000 円＋税

2017.8. 現在

バックナンバー一覧

2013 年

No. 1 眼科 CT・MRI 診断実践マニュアル　　編／後藤　浩

No. 2 こう活かそう！OCT　　　　　　　　編／飯田知弘

No. 3 光凝固療法実践マニュアル　　　　編／小椋祐一郎

No. 4 再考！近視メカニズム―実臨床のために―
　　　　　　　　　　　　　　　　　　　編／不二門尚

No. 5 ぶどう膜炎外来診療　　　　　　　　編／竹内　大

No. 6 網膜静脈閉塞症の診療マニュアル　編／佐藤幸裕

No. 7 角結膜感染症の外来診療　　　　　編／近間泰一郎

No. 8 糖尿病網膜症の診療　　　　　　　　編／北野滋彦

No. 9 緑内障性視神経症の診断　　　　　編／富田剛司

2014 年

No. 10 黄斑円孔・上膜の病態と治療　編／門之園一明

No. 11 視野検査 update　　　　　　　　編／松本長太

No. 12 眼形成のコツ　　　　　　　　　編／矢部比呂夫

No. 13 視神経症のよりよい診療　　　　編／三村　治

No. 14 最新 コンタクトレンズ処方の実際と注意点
　　　　　　　　　　　　　　　　　　編／前田直之

No. 15 これから始める ロービジョン外来ポイント
アドバイス　　　　　　編／佐渡一成・仲泊　聡

No. 16 結膜・前眼部小手術 徹底ガイド
　　　　　　　　編／志和利彦・小早川信一郎

No. 17 高齢者の緑内障診療のポイント　編／山本哲也

No. 18 Up to date 加齢黄斑変性　　　　編／髙橋寛二

No. 19 眼科外来標準検査 実践マニュアル　編／白木邦彦

No. 20 網膜電図 (ERG) を使いこなす　　編／山本修一

No. 21 屈折矯正 newest―保存療法と手術の比較―
　　　　　　　　　　　　　　　　　　編／根岸一乃

2015 年

No. 22 眼症状から探る症候群　　　　　編／村田敏規

No. 23 ポイント解説 眼鏡処方の実際　編／長谷部聡

No. 24 眼科アレルギー診療　　　　　　編／福島敦樹

No. 25 斜視診療のコツ　　　　　　　　編／佐藤美保

No. 26 角膜移植術の最先端と適応　　　編／妹尾　正

No. 27 流出路再建術の適応と比較　　　編／福地健郎

No. 28 小児眼科診療のコツと注意点　　編／東　範行

No. 29 乱視の診療 update　　　　　　　編／林　研

No. 30 眼科医のための心身医学　　　　編／若倉雅登

No. 31 ドライアイの多角的アプローチ　編／高橋　浩

No. 32 眼循環と眼病変　　　　　　　　編／池田恒彦

No. 33 眼内レンズのポイントと合併症対策
　　　　　　　　　　　　　　　　　　編／清水公也

2016 年

No. 34 眼底自発蛍光フル活用　　　　　編／安川　力

No. 35 涙道診療 ABC　　　　　　　　　編／宮崎千歌

No. 36 病的近視の治療 最前線　　　　　編／大野京子

No. 37 見逃してはいけない ぶどう膜炎の診療ガイド
　　　　　　　　　　　　　　　　　　編／竹内　大

No. 38 術後感染症対策マニュアル　　　編／鈴木　崇

No. 39 網膜剝離の診療プラクティス　　編／北岡　隆

No. 40 発達障害者 (児) の眼科診療　　編／田淵昭雄

No. 41 網膜硝子体疾患の薬物療法
　　　―どこまでできるか？―　編／岡田アナベルあやめ

No. 42 眼科手術後再発への対応　　　　編／石井　清

No. 43 色覚異常の診療ガイド　　　　　編／市川一夫

No. 44 眼科医のための救急マニュアル　編／高橋春男

No. 45 How to 水晶体再建　　　　　　編／鈴木久晴

2017 年

No. 46 見えるわかる 細隙灯顕微鏡検査　編／山田昌和

No. 47 眼科外来 日帰り手術の実際　　編／竹内　忍

No. 48 眼科における薬物療法パーフェクトガイド 増大
　　　　　　　　　　　　　　　　　　編／堀　裕一

No. 49 クローズアップ！交通眼科　　　編／近藤寛之

No. 50 眼科で見つける！全身疾患　　　編／平塚義宗

No. 51 酸化ストレスと眼　　　　　　　編／大平明弘

No. 52 初診外来担当医に知っておいてほしい眼窩疾患
　　　　　　　　　　　　　　　　　　編／野田実香

各号の詳細は弊社ホームページでご覧いただけます。
➡ http://www.zenniti.com/

次号予告（9月号）

実践 黄斑浮腫の診療

編集企画／前橋中央眼科　大谷　倫裕

黄斑浮腫の病態機序……………………齋藤　理幸ほか
眼循環と黄斑浮腫………………………長岡　泰司
黄斑浮腫の OCT 所見 …………………村上　智昭
硝子体と黄斑浮腫………………………下田　幸紀
白内障手術と糖尿病黄斑浮腫…………須藤　史子
黄斑浮腫へのレーザー治療……………髙綱　陽子
糖尿病黄斑浮腫への抗 VEGF 薬治療………平野　隆雄
網膜静脈閉塞症への抗 VEGF 薬治療………野間　英孝
黄斑浮腫への薬物治療（抗 VEGF 薬以外）
　　………………………………………杉本　昌彦
黄斑浮腫への硝子体手術………………志村　雅彦

編集主幹：村上　晶　順天堂大学教授	No. 53　編集企画：
高橋　浩　日本医科大学教授	加島　陽二　日本大学准教授

Monthly Book OCULISTA　No. 53

2017 年 8 月 15 日発行（毎月 15 日発行）
定価は表紙に表示してあります.
Printed in Japan

発行者　　　末 定 広 光
発行所　　　株式会社　全日本病院出版会
〒 113-0033　東京都文京区本郷 3 丁目 16 番 4 号 7 階
　　　　　　電話（03）5689-5989　Fax（03）5689-8030
　　　　　　郵便振替口座 00160-9-58753
印刷・製本　三報社印刷株式会社　　　電話（03）3637-0005
広告取扱店　㈱メディカルブレーン　電話（03）3814-5980

© ZEN・NIHONBYOIN・SHUPPANKAI, 2017

・本誌に掲載する著作物の複製権・翻訳権・上映権・譲渡権・公衆送信権（送信可能化権を含む）は株式会社
　全日本病院出版会が保有します.
・ JCOPY ＜（社）出版者著作権管理機構　委託出版物＞
　本誌の無断複写は著作権法上での例外を除き禁じられています. 複写される場合は,そのつど事前に,（社）出版
　者著作権管理機構（電話 03-3513-6969, FAX 03-3513-6979, e-mail: info@jcopy.or.jp）の許諾を得てください.
・本誌をスキャン, デジタルデータ化することは複製に当たり,著作権法上の例外を除き違法です. 代行業者等の
　第三者に依頼して同行為をすることも認められておりません.

好評書籍のご案内

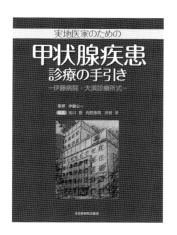

実地医家のための
甲状腺疾患診療の手引き —伊藤病院・大須診療所式—

監修　伊藤公一
編集　北川　亘・向笠浩司・渋谷　洋

●定価6,500円＋税
●B5判　216頁　2012年11月発行

好評につき増刷

甲状腺疾患診療マニュアルの決定版！

甲状腺の分野のエキスパートが、基礎知識から、日常臨床でのポイント、どのタイミングで専門病院に紹介するか、専門病院ならではの取り組みまで、わかりやすく解説。

目次
Ⅰ．実地医家のための手引き／Ⅱ．どのように検査するか？／Ⅲ．バセドウ病を診る・治す／Ⅳ．橋本病を診る・治す／Ⅴ．甲状腺腫瘍を診る・治す／Ⅵ．その他の甲状腺疾患／Ⅶ．妊娠合併時に注意すべき3ポイント

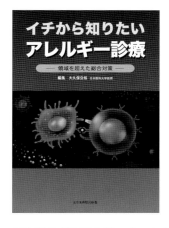

イチから知りたい
アレルギー診療 —領域を超えた総合対策—

編集　大久保公裕（日本医科大学教授）

●定価5,000円＋税　オールカラー
●B5判　172頁　2014年5月発行

多様なアレルギー疾患に対する、総合対策の実践的知識を詳説。専門領域を超えた総合アレルギー医を目指す耳鼻咽喉科、内科、小児科、呼吸器内科、皮膚科の医師はもちろん、包括的なケアに携わるコメディカルの方々も必携の1冊。

目次
Ⅰ．アレルギー総論／Ⅱ．アレルギー疾患とは／Ⅲ．アレルギー診療の問診・診断のコツ／Ⅳ．アレルギー検査法の実際／Ⅴ．ここだけは押さえておきたいアレルギー総合診療から専門医へ／Ⅵ．知っておきたい総合診療的アレルギーの知識／Ⅶ．コメディカルに必要なアレルギー総合知識／Ⅷ．アレルギー総合診療とは／トピックス　シダトレン®（スギ花粉舌下液）

全日本病院出版会　〒113-0033　東京都文京区本郷 3-16-4　　Tel：03-5689-5989
http://www.zenniti.com　　Fax：03-5689-8030

お求めはお近くの書店または弊社ホームページまで！

2017年 全日本病院出版会 年間購読ご案内

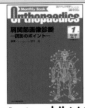

マンスリーブック オルソペディクス
編集主幹
金子和夫/松本守雄

Vol. 30 No. 1～13（月刊）
税込年間購読料 38,448 円
（通常号 11 冊・増大号・1 冊・増刊号 1 冊）
2017 年特集テーマ――――以下続刊
No. 7 足関節外側靭帯損傷をどう診るか
No. 8 保存療法で治せる腰痛症の見極めと治療

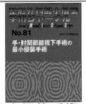

整形外科最小侵襲手術ジャーナル
最先端を分かりやすくまとめた
実践的手術ジャーナルです．
整形外科手術の新しいノウハウを
ぜひ臨床にご活用ください．

No. 82～85（季刊）
税込年間購読料 13,824 円
（通常号 4 冊：2, 5, 9, 12 月発行）
2017 年特集テーマ――――以下続刊
No. 83 足関節鏡視下手術の最前線
No. 84 転移性脊椎腫瘍に対する最小侵襲脊椎安定術(MISt)

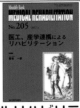

マンスリーブック メディカルリハビリテーション
編集主幹
宮野佐年/水間正澄

No. 205～217（月刊）
税込年間購読料 39,398 円
（通常号 11 冊・増大号 1 冊・増刊号 1 冊）
2017 年特集テーマ――――以下続刊
No. 212 摂食嚥下障害リハビリテーション ABC 増刊
No. 213 神経免疫疾患治療とリハビリテーション update

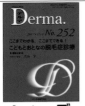

マンスリーブック デルマ
編集主幹
塩原哲夫/照井 正/大山 学

No. 252～264（月刊）
税込年間購読料 40,932 円
（通常号 11 冊・増大号 1 冊・増刊号 1 冊）
2017 年特集テーマ――――以下続刊
No. 259 機能からみた外来患者へのスキンケア指導
No. 260 ワクチンのすべて―診療のための使い方・選び方―

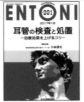

マンスリーブック エントーニ
編集主幹
本庄 巖/市川銀一郎/小林俊光

No. 201～213（月刊）
税込年間購読料 40,716 円
（通常号 11 冊・増大号 1 冊・増刊号 1 冊）
2017 年特集テーマ――――以下続刊
No. 208 中耳・内耳疾患を見逃さない！
No. 209 好酸球性副鼻腔炎の効果的な治療法

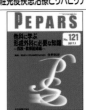

形成外科関連分野の新雑誌 ペパーズ
編集主幹
上田晃一/大慈弥裕之

No. 121～132（月刊）
税込年間購読料 41,256 円
（通常号 11 冊・増大号 1 冊）
2017 年特集テーマ――――以下続刊
No. 127 How to 局所麻酔＆伝達麻酔
No. 128 Step up! マイクロサージャリー

マンスリーブック オクリスタ
編集主幹
村上 晶/髙橋 浩

No. 46～57（月刊）
税込年間購読料 41,040 円
（通常号 11 冊・増大号 1 冊）
2017 年特集テーマ――――以下続刊
No. 52 初診外来担当医に知っておいてほしい眼疾患
No. 53 複視を診たらどうするか

年間購読のお客様には送料サービスにて最新号をお手元にお届けいたします。そのほかバックナンバーもぜひお買い求めください。

♣ 書籍のご案内 ♣
◆ ここからスタート！睡眠医療を知る
―睡眠認定医の考え方―
著/中山明峰　定価 4,500 円＋税 B5 判 136 頁

◆ Non-Surgical 美容医療超実践講座
編/宮田成章　定価 14,000 円＋税 B5 判 390 頁

◆ Mobile Bearing の実際
―40 年目を迎える LCS を通して―
編/小堀 眞ほか　定価 4,500 円＋税 B5 判 124 頁

◆ 髄内釘による骨接合術
―全テクニック公開、初心者からエキスパートまで―
編/渡部欣忍ほか　定価 10,000 円＋税 変形A4 判 246 頁

◆ カラーアトラス 爪の診療実践ガイド
編/安木良博、田村敦志　定価 7,200 円＋税 B5 判 202 頁

◆ 睡眠からみた認知症診療ハンドブック
―早期診断と多角的治療アプローチ―
編/宮崎総一郎、浦上克哉　定価 3,500 円＋税 B5 判 146 頁

ご注文は，お近くの書店，もしくはお電話，Fax，インターネット，いずれでも！！

全日本病院出版会　検索　click

全日本病院出版会
〒113-0033 東京都文京区本郷 3-16-4
TEL: 03-5689-5989
FAX: 03-5689-8030
http://www.zenniti.com

ISBN978-4-86519-053-3 C3047 ¥3000E

定価（本体価格3,000円＋税）